診断戦略

Art and Strategy of Diagnostic Medicine

診断力向上のための
アートとサイエンス

志水太郎
Taro Shimizu, MD, PhD, MPH, MBA
獨協医科大学総合診療医学講座主任教授

医学書院

診断戦略
診断力向上のためのアートとサイエンス
発　行　2014年4月1日　第1版第1刷Ⓒ
　　　　2024年10月1日　第1版第4刷

著　者　志水太郎
　　　　　しみずたろう

発行者　株式会社　医学書院
　　　　代表取締役　金原　俊
　　　　〒113-8719　東京都文京区本郷 1-28-23
　　　　電話　03-3817-5600（社内案内）

印刷・製本　永和印刷

本書の複製権・翻訳権・上映権・譲渡権・貸与権・公衆送信権（送信可能化権を含む）は株式会社医学書院が保有します．

ISBN978-4-260-01897-5

本書を無断で複製する行為（複写，スキャン，デジタルデータ化など）は，「私的使用のための複製」など著作権法上の限られた例外を除き禁じられています．大学，病院，診療所，企業などにおいて，業務上使用する目的（診療，研究活動を含む）で上記の行為を行うことは，その使用範囲が内部的であっても，私的使用には該当せず，違法です．また私的使用に該当する場合であっても，代行業者等の第三者に依頼して上記の行為を行うことは違法となります．

JCOPY〈出版者著作権管理機構　委託出版物〉

本書の無断複製は著作権法上での例外を除き禁じられています．複製される場合は，そのつど事前に，出版者著作権管理機構（電話 03-5244-5088，FAX 03-5244-5089，info@jcopy.or.jp）の許諾を得てください．

推薦のことば
Praise

Dr. Shimizu has provided for his readership a much-needed volume. For as long as physicians have practiced, many of the same ideas he espouses have been used, one might say implicitly. While this has its merits, it serves a far greater good to make these concepts explicit. Who better than Dr. Shimizu to do this? I have known and worked with him for many years in Japan, and the force of his intellect and analytical abilities suit him well for the task. This superb book should be essential to all who practice the "art and science" we know as medicine.

　多くの読者に切望されていた本を志水先生が書き上げました．医師の歴史のなかで，彼と同様のアイディアの多くはいわゆる暗黙知として使われていたのかもしれません．その真価が存在する一方で，その概念を明らかにすることは巨大な価値をわれわれに与えるでしょう．
　志水医師をおいてほかに誰がこの仕事をなし得るでしょうか．日本において私は長年彼を知り，一緒に仕事をしてきました．彼の慧眼と分析の能力がこの仕事を可能にしたといえるでしょう．
　この優れた本は，医学という名の「アートとサイエンス」を実践するすべての人々にとって最も重要な一冊となるに違いありません．

Lawrence M. Tierney. Jr.
ローレンス・ティアニー Jr.

デジタル化が進み情報アクセスや仕事の効率がよくなり，結果として数値や画像といった扱いやすい情報「以外」のアナログな部分での差を感じる時代となった．本書の真髄はそこにある．そうした才に恵まれた志水先生は，少しでも長くベッドサイドで患者から学ぶことが喜びであり，成果を惜しみなく伝えることも実に幸せそうである．

　本書は学習者がぶつかるエラーや困難のときにこそ，他の成書とは異なる支えとなるだろう．彼が言語化したものは単なる知識だけではないからである．

青木　眞

　日々診療を行うなかで，診断力の向上は最も大切なものの一つです．志水先生の書かれたこの本は，私たち臨床医がふだん無意識に行っている診察時の思考過程を客観的に見直してレベルアップするためのきっかけを与えてくれます．鑑別診断の方法について，すでに提唱されているものから志水先生自身が考案されたものまで，盛り沢山に紹介してあります．

　きっと読者の皆さんが築き上げてきた方法がさらに向上するための大きな助けになると確信します．

藤本卓司

　自分が志水太郎先生に出会ったのは彼が初期研修医のときであったが，その頃すでに院内全科診療マニュアルを1人で書き上げていた．その後われわれ2人は，若手医師・医学生の教育のための闘魂外来などをともに展開する同志となった．彼が超人的な行動半径の広さで世界中を飛び回りながら診療・教育の活動を継続しているなか，最も関心のある分野である診断学について送り出すのが本書である．

　最新の研究内容に加えて，PCSやSystem 3など彼独自の実践的なアイデアを縦横無尽に結びつけた診断学イノベーションが満載である．

徳田安春

序
Preface
すべての医師が診断の力をのばすために

　本書は日本の現役の総合内科医が書きました．患者が病気と闘う者であるなら，医師はその患者にとって治療過程をともに過ごし戦う最大の参謀役です．診療過程のなかで診断の果たす役割は重要です．診断を定めることは患者を苦しめる原因の本態を突き止めることで，本態を突き止めればその戦いの展望を予測して焦点を絞ったプランを立案できるからです．それだけに診断の力は医師に必要とされる根幹的な技術の一つになります．診断する過程は容易なこともあれば，時に困難なこともあります．複雑・不確実性の多い診断環境や生物学的，社会学的な多様性の交絡と戦いながら，医師はさまざまな情報と思考過程を駆使して一つひとつの疑問や問題点を明らかにして診断を詰めていきます．この過程はあらゆる問題解決の戦略的手法と同じであり，本書ではこの診断の方法論・思考過程を総称して「診断戦略」と名づけました．

正しい診断を導くための普遍的な原則を紹介

　これまで診断理論に特化した分析とその具体的な訓練方法について書かれた書籍は国際的にもほとんどありませんでした．理論が明文化されにくかった理由は，その概念を形式化・言語化することが困難だったからなのかもしれません．一方で，理解すれば診断の力を高める基本的な原則もわずかながら確実に存在します．
　実際の臨床現場は複雑かつ不確実性に満ちています．不確実な状況のなか，診断の力を高める原則を臨機応変に現場で適応しなければならないことは試練かもしれません．しかし，診断は患者の診療方針を決める核となる要素であり，その診療方針のオリエンテーションが正確につけられることは患者の診療を正しい方向に導くことにつながります．そのため，診断のための普遍的な原則を軸に診療を進めていくことは，たとえ最終的に診断が難しい場合でも患者ケアという航路を進むうえでの羅針盤の役

割になると思います.

診断戦略の反復訓練とアートの習得が診断力を高める

　本書の戦略編では現存の診断戦略を改めて紹介したうえで，近年新しく発見された普遍性の高い効果的な診断戦略や診断の助けとなるいくつかの原則を紹介し，さらにその具体的な訓練方法にも触れました．すべての医師がすばらしい天賦の才能をもち，診断という荒波の航路を容易に渡りきることができるとはかぎりません．しかし，主要かつ重要な診断戦略を基本に据えた思考とそれに基づいた行動の絶え間ない反復訓練が診断の天才を生み出すこともあると思います．本書はそのような情熱をもって努力する医療者のために書かれました.

　戦略編のもう一つの重要な内容として，診断のどのような場面でも適応されるべき技法（アート）について取り上げました．診断のプロセスにはいわゆる左脳型思考ともいわれる一切の科学的，機械的な思考過程だけでなく，直観や想像力，構想力といった診断のアートの一部であるいわゆる右脳型思考も存在します．この両者の共同作業が柔軟性と妥当性をもった診断を可能にすると思います.

　アートという言葉は漠然とした概念であり，臨床医学における定義としては明確なものはありません．Evidence-based medicine（EBM）に対してのNarrative-based medicine（NBM）の対比を例に取ると，サイエンスとしての医学ではない部分をアートとして定義するならば，臨床医学におけるアートは診断における直観をはじめとする思考だけでなく，患者とその家族の人生や社会との関わりなども含む複雑性・多義性のある包括的領域といえると思います．診断の思考のプロセスからすればそれは外郭に位置しますが，患者との心理的交流や人間としての対話というアートの部分は医療行為全体からすればむしろ中心に位置するものであり，診断においてもその重要さに触れておくべき話題と思います．診断の手法が確率論や規範的な分析理論といった学問体系にのみ裏づけされるとすれば，それは診断が人間を対象としたサイエンスとなってしまい，そこには人間同士の生のふれあいや温かい心の交流が欠如したがらんどうの味気ない方法論になってしまいます．そこで戦略編では診断戦略に内在するアートには含まれない，しかし診断に直結するアートとその教育・伝達法についても解説を試みました.

知識をシンプルに整理する力が思考にスピードと堅牢性を与える

　一方，診断のアウトカムを確実に積み上げるうえで医師の思考力を支えるのは豊富な医学知識です．増え続ける膨大な医学知識に対峙しなければならない現代の医療者に必要なことは，必要な知識を迅速かつ効果的に運用する整理・分類の力だと思います．そのためには，混然一体となってわかりにくかったり，慣習的な既成概念のもとですでに分類されている知識については一度すべて分解し，本質的で実用的な観点からゼロベースで再構成・再分類・概念化する作業を自分自身で行ってみることが一つの方法かもしれません．この作業を平時から行っておくことは煩雑でときに無駄なように思えるかもしれませんが，いざという時の知識運用の機動力に決定的な違いを生みます．自分の頭で考え，試行錯誤したものは記憶の定着が早く，また強固です．この作業に必要な能力は，多くの現象に共通する臨床的特徴を見抜く視点，知識を再分類してシンプルにまとめようとする発想力や想像力です．診断の分野でも当然この考え方は活きると思います．そこで続く戦術編では，診断の局地的な状況で活きる技術を紹介するとともに，より各論的な内容，つまり症候別・病態別に重要な鑑別疾患を分析的手法で整理し，またできるだけ迅速に記憶を呼び起こす工夫例も紙面の許すかぎり紹介しています．筆者が現場で実際日常的に頻用する，即戦力となる具体的な知識の整理方法を具体的な形で記載しました．その整理法は System 2（分析的思考）的な手法，例えば語呂合わせや表を用いたものも多いです．それは語呂合わせにまとめたり，表にしたりする手法が最も汎用性が高く，かつ日常業務の間でも容易に考え整理することができるからです．そして，各項目の本質的な要点を Diagnostic Point, あるいは Pearl として付記し，代わりに他書で得られるような教科書や二次文献でも確認できる一般的な疾患の情報は省きました．

　まとめると，本書は診断に必要な診断戦略とアートについて解説した戦略編，診断の各論的な局面で活きる戦術と，各論的な知識の整理方法を実例を通して紹介した戦術編からなります．

　本書が医師の今日からの診断能力の向上に貢献することを願っています．

2014 年 3 月

志水太郎

本書の構成

Strategy

戦略編

I 基礎的診断戦略

　最初の大項目では現在の診断技術を俯瞰し，独自のアイディアも加えた診断戦略とアートの全体像について詳述した．「標準的診断プロセス：System 1 と System 2」では，診断のプロセスで現在一般的となっている標準的プロセスの直観的思考（System 1）と分析的思考（System 2）の概念をあらためておさらいした．同時に，これまで詳述されることがなかったこの2つの思考法の訓練方法にも言及した．

II 新しい診断戦略

　近年発表された診断戦略を紹介している．発表自体は新しいながら，その有用性から先進的な教育施設や学術機関の現場では急速に浸透してきている．今まで言語化されなかった診断の思考法を具体的に形式化することにより，いつでも，誰でも，習熟することで診断技術の向上が可能になると考えられる．これらを有効に駆使することが診断に大きく貢献すると期待されている．また，新しい診断戦略を開発するための方策についても記した．

III 病歴に関するアートの考察

　診断プロセスで最も要所となる病歴について述べた．病歴は医のアートが最も豊富に反映される分野であると考えられる．

IV 現場における診断学教育

　最後のパートではこれから診断思考の力を高めるために，若手医師がどのように学習を続ければよいかの指針を具体的な方策とともに記載した．

Tactics

戦術編

I 注意すべきいくつかの戦術的要所

臨床医が診断の現場で足を取られやすい，いくつかの要所におけるメカニズムと対処法について述べた．多くは診断プロセスにおけるエラーのなかでもより典型的で重要なものを紹介している．

II 難症例に打ち勝つ戦術

特に難症例と戦う際に効果を発揮する診断の要点を紹介した．「この訴えや症状からは想像もつかないような病気が原因だった」という経験はよくある．そのような診断困難例の集積とその分析は新しい診断の技法を生む材料にもなりうる．ここでは診断が困難だった症例を具体的に紹介しつつ，診断が困難となった原因の定式化を行い，その対処法について述べた．

III 即戦 Key Mesh 現場ですぐ出る鑑別 70

鑑別の整理の工夫や視点を分析的思考（論理的・論理的思考）の実例を通して紹介している．一見語呂合わせの章のように見えるが，目的は別である．診断戦略におけるセーフティネットの役割も担う網羅的思考を常日頃から使えるように準備しておくことは，鑑別疾患の精度や妥当性を高めるうえで重要である．ここでは分析的思考の各手法を用い，主に日常出会う症候や状況での鑑別をオリジナルのシンプルな表や語呂合わせで整理して紹介した．急性期の現場において比較的出現頻度の高い，または鑑別が重要となるトピックを取り上げている．急性期医療の現場で重要なことは致命的疾患（Do not miss diagnosis）や頻度の高い病態を逃さないことである．そのような鑑別疾患群を念頭に置きつつ確定・除外診断のための検査に進むことで，効率的，効果的なタイムマネジメントが可能になる．

Contents

Strategy

戦略編

I 基礎的診断戦略 — 3
- System 1 と System 2　標準的診断プロセス — 4
- System 1　直観的思考の訓練 — 15
- System 2　分析的思考の訓練 — 31

II 新しい診断戦略 — 51
- System 3　ラテラル・アプローチ：逆転の発想で，状況を打開する — 52
- Pivot and Cluster Strategy（PCS）：ひらめきながらも疑う，ハイブリッド診断戦略 — 58
- Horizontal-Vertical Tracing（HVT）：合併疾患と原因疾患を確実に追跡し，捉える — 66
- Mesh Layers Approach（MLA）：鑑別の網を重ねて診断を絡め取る，診断戦略の奥の手 — 71
- 新しい診断戦略の開発：あなた自身が診断戦略を生み出すために — 74

III 病歴の技法 — 83
- 病歴は聴取しない — 84
- 4C：病歴を明らかにするための4つのC — 90
- OSCA frame：効果的に病歴を復元するフレームワーク — 101
- BEO approach：よりマクロな視点で病歴を把握する — 116
- 身体診察の重要性：病歴に並ぶもう一つのアート — 120

IV 現場における診断学教育 — 123
- Division of Diagnostic Medicine（DDM）の設置 — 127
- プロブレムを漏らさず挙げる訓練 — 131
- 診断をあきらめない — 134

Tactics

戦術編

I 注意すべきいくつかの戦術的要所 —— 139
診断を困難にする"霧"への対処法 —— 140
ブイ（buoy）疾患 —— 143
オッカムとヒッカムの切り替え —— 147

II 難症例に打ち勝つ戦術 —— 149
Time frame を意識した戦い方 —— 150
発症様式で絞り込む —— 153
外から絞り込むルール —— 156
関連痛 —— 158
ビリヤード・ドレーン理論 —— 162
稀な疾患をつかまえる —— 164
その他の重要な戦術 —— 174

III 即戦 Key Mesh ―現場ですぐ出る鑑別 70 —— 181
急性期 —— 183
バイタルサイン —— 187
症候 —— 191
検査 —— 224

深く理解するための文献と付記 —— 245
索引 —— 263

Contents：Key Mesh

鑑別整理法　**182**

急性期　**183**

プレショックに気づくサイン　**183**
PEAの原因　**184**
整理のポイント　ショック　**184**

バイタルサイン　**187**

ショックで徐脈（BP↓＋HR↓）　**187**
相対的徐脈　**188**
相対的頻脈　**188**
超高熱（＞41.5℃）　**189**
低体温　**189**

症候　**191**

3大不明熱　**191**
不明熱：3大不明熱以外　**192**
薬剤熱（主なもの）　**193**
アジア渡航者の発熱　**193**
感染症の不明熱として考慮すべきもの　**194**
遺伝性周期性発熱症候群　**195**
全身倦怠感または食欲の少ない体重減少　**196**

食欲が保たれる体重減少　**197**
意識障害と痙攣　**198**
整理のポイント　失神　**199**
整理のポイント　めまい　**201**
中枢性のめまいを疑うとき　**202**
（一過性）視力低下　**203**
動悸　**204**
心房細動の原因　**205**
致死的胸痛　**205**
肺炎（X線上）と思ったときの鑑別　**207**
危険な嘔気・嘔吐　**209**
吐血・上部消化管出血　**210**
下部消化管出血　**210**
整理のポイント　腹痛　**211**
急性下痢（小腸型：毒素型）　**215**
吸収不良の鑑別　**216**
急性下痢（大腸型：侵襲型）　**216**
便秘　**217**
多尿（＞3L/日）　**218**
溶質（浸透圧）利尿　**218**
腎性尿崩症の原因　**219**
診断の難しい浮腫　**220**
血管炎を鑑別に挙げるきっかけとなる
　臨床症状・臨床所見　**220**
血管炎のcluster　**221**

骨痛　222
癌患者の疼痛で鑑別すべきもの　223

検査　224

大血球症　224
VB_{12}，葉酸欠乏　225
血小板減少　226
脾腫を起こす疾患　227
代謝性アシドーシス：
　Anion Gap 上昇型　227
代謝性アシドーシス：
　Anion Gap 非上昇型　228
高カリウム血症　228
代謝性アルカローシス　229
低カリウム血症　230
整理のポイント　低カリウム血症　231
LFT（AST）＞1,000 U/L を示すもの
　　　　　　　　　　　　　232
ALP＞1,000 IU/L を示すもの　233

LDH＞1,000 IU/L を示すもの　234
フェリチン＞3,000 ng/mL を示すもの
　　　　　　　　　　　　　234
ESR＞100 mm/時を示すもの　235
PT-INR 延長の原因　236

頻用 cluster　237

感冒症状の Killer 疾患 cluster　237
脳梗塞の cluster　237
肝性脳症の cluster　238
気管支拡張症の原因　239
特発性間質性肺炎　240
整理のポイント　気管支拡張症　240
非心原性急性肺水腫の原因　241
急性非代償性左心不全の原因　241
DCM 拡張型心筋症の続発性の原因
　　　　　　　　　　　　　242
心筋炎の原因　243
横紋筋融解の原因　244

デザイン：山本　誠（山本　誠デザイン室）
本文イラスト：森野杏子

Key Mesh 監修：徳田安春

戦略編
Strategy

戦略編 I
Strategy I

基礎的診断戦略

System 1 と System 2
標準的診断プロセス

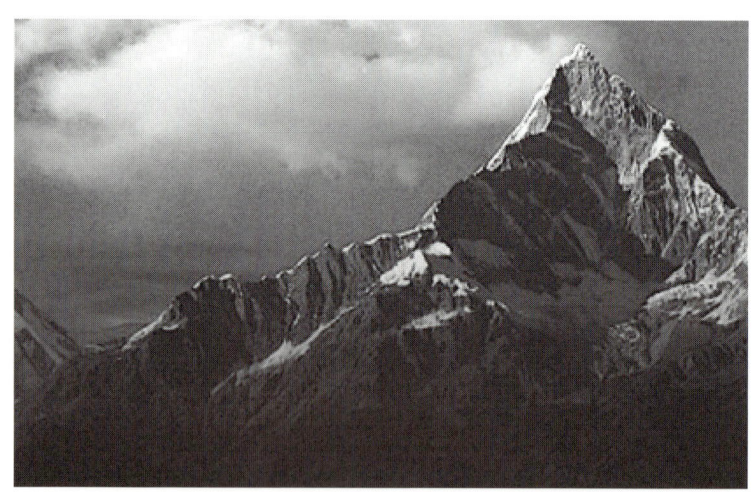

（青木眞先生のご厚意による）

　あなたの目の前に切り立った高い山がそびえている．今から頂上を目指すときどのようにアプローチすればよいであろうか(図1)．
　最短距離で道なき道を行くか，多少回り道をしても舗装されたより手堅い道を行くか．
　われわれが日常的に行っている診断のプロセスもこのたとえ話によく似ている．山の頂上が目指す診断だとして，直観を用いて最短で頂上を目指すか，または時間はかかるもののロジカルに整備された方法で頂上を目指すか．

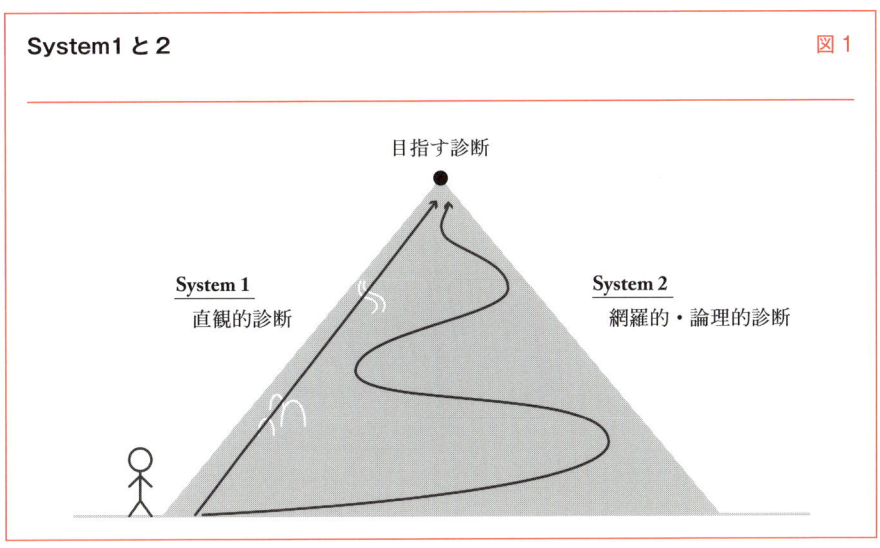

図1 System1と2

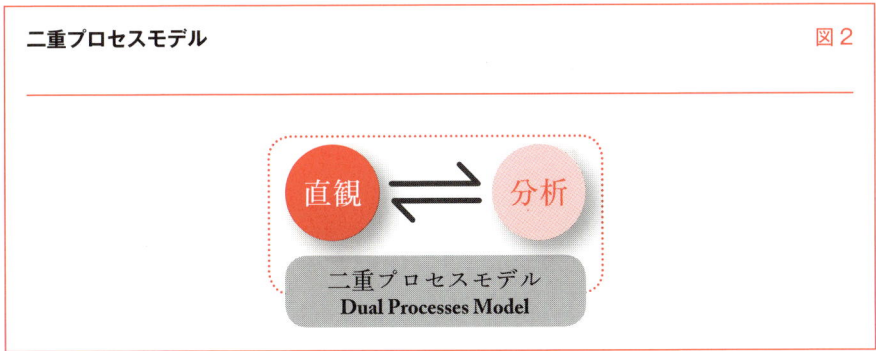

図2 二重プロセスモデル

診断の2つの思考プロセスとは

　臨床医にとって診断の思考プロセスを高い水準に鍛えて保つことは，その医師の臨床能力を示す指標の一つといわれる[1]．過去の研究から，診断のプロセスは「dual processes model，二重プロセスモデル」という2つの思考プロセス(図2)，具体的には直観的思考(intuitive process；System 1)，もう一方は分析的思考(analytical process；System 2)が相補的，協働的に作動するとされてきた[2~9](表1)[10]．

表1 直観的思考・分析的思考の診断プロセスの特徴

	直観的思考 Intuitive process ; System 1	分析的思考 Analytical process ; System 2
例	ヒューリスティックス	フレームワーク，アルゴリズム，Bayesの定理など
特徴	スナップショット診断	網羅的診断
メリット	迅速，効率的，芸術的	分析的，科学的
デメリット	バイアスに影響が強い	時間がかかり，時に非効率的，豊富な知識が必要なぶん，負荷も大きい
頻用者	熟練者	初心者

(文献10)を改変)

直観的思考(System 1)

　直観的思考はそれまでの経験に基づく直観的なひらめきによる診断である．直観的思考のプロセスは，目の前の患者について医師がこれまでの豊富な臨床経験に照らしてマッチしたものを診断とする無意識下のプロセスである[11, 12]．

スピードの直観的思考

　経験の多い臨床医ほど的確で迅速な診断を行うことができるのは，この直観的思考が長けているからにほかならない．スピードが要求される救急や病棟の現場や，診断が困難そうな難症例が，わずかなサインや所見をきっかけに直観的な思考で迅速に診断される．

　例えば，病歴が始まったその瞬間から，あるいは現病歴，既往歴，内服歴などの基本的データがすべて集まるその前から直観的思考による診断が決まる可能性がある．これは集積されたデータをもとに体系的に鑑別を挙げていくことが多い分析的思考

System 1 と 2（診断エラー） 図3

目指す診断
バイアス
エラー診断

System 1
直観的診断

System 2
網羅的・論理的診断

（System 2）との大きな違いである．また先述のように，直観的思考は時間的制約のある現場で特に有用である．時間に追われる外来や救急現場では病歴や身体診察を含めた時間のかからない診察技術に加え，迅速性のある思考法の直観的思考が活躍する場面が多い．

　直観的思考による診断は必ずしも多くの医師によってなされるわけではなく，特に非熟練者や直観的診断に長けていない医師からは鮮やかな診断技術に映る．直観的診断の即効性は特に緊急的な対応が必要なときに最大・随一の威力を発揮する（急性大動脈解離や緊張性気胸から網膜中心動脈閉塞症まで，致命的な疾患から短時間のうちに臓器機能不全を起こしてしまう病態などがその好例である）．一方，直観的診断は認知バイアス（後述）の影響も大きく，早撃ちの診断を手放しで歓迎するのではなく，いつも分析的思考の監視を光らせて慎重に対応できる心づもりが必要である（図3）．

直観的思考のメリット

　一刻を争うような現場では，ある程度の妥当性を担保した迅速性が網羅性や論理性よりも優先されることがある．例えば，危険な病態を迅速に想起できることは治療介入も早くなるため，患者にとって大きなメリットである．仮に診断エラーがあったとしても，最も見落としてはいけない危険な疾患は結果的に見逃していないという意味で，

危険な診断エラーのリスクを未然に防いだことにはなる．例えば急性の右上腹部痛で危険な疾患（肝癌の破裂など）がまず直観的に想起されたとき，その判断がバイアスに影響されて最終的な診断が緊急性の低い疾患（実は便秘）だった，というような場合である．

System 1は直観的であるために再現性・言語化が難しいが，なかには頻用されるプロセスが形式となって言語化されたものとしてヒューリスティックス[*]と似た手法で，スピーディな診断を可能にする「クリニカルパール（clinical pearl，本書では以後Pearlと統一する）」がある．Pearlは直観的思考そのものではないが，その直観的思考の経験の歴史のなかでいつしか一般化・形式化され，言語化に成功し残ったものといえる．一度言語化されたものは皆が共有することができ，再現性もある．直観的思考が再現性を獲得して，誰でも利用可能になるのである．

直観的思考のデメリット

直観的思考は経験に基づく直観を用いることが多いため，数々の認知バイアス（cognitive bias）の影響を受けやすいことが弱点となる[13〜18]．認知バイアスとは認知心理学・社会心理学の理論であり，本来の評価を歪めてしまうさまざまな認知の修飾（利害関係や目立ったものに引きずられてしまう，など）的要因を指す．直観的に判断したものが認知的な修飾のために正しい判断に到達できなくなってしまうのである．登山でいえば，直観を頼りに最短距離で直線的に頂上を目指したものの，予想がずれて，最短距離のけもの道を出た先が頂上ではない場所だったということになる．

直観がもともと経験に基づいているため，経験が未熟な場合間違った診断を"直観"するということもありえる．

分析的思考（System 2）

分析的思考は直観と違い，できるかぎり科学的にあるいは，漏れなく・重複なく系統的，論理的に診断を詰めていく診断プロセスである．深い分析を特徴とするが，そのぶん診断が遅くなる．具体的にはフレームワーク，フローチャート・ディシジョンツ

---

[*] ヒューリスティックス：必ず正しい答えを導くことができるわけではないものの，ある程度の精度で正解に近い解答を得ることができる方法．

リー，Bayes の定理（検査前確率と尤度比で検査後確率を求める方法）やチェックリストなどの形式が分析的思考に分類される．

分析的思考のメリット

直観的思考に比べて論理的で網羅的なアプローチのため鑑別の挙げ漏らしが少なく，診断のセーフティネットとしても用いられることが利点である．

分析的思考のデメリット

時間がかかることが最大の弱点である．記憶をたどる労力や分析的，網羅的に鑑別を挙げ検討する診断までのスピード効率が悪く，また網羅性を重視した場合は過剰な検査オーダーが行われたり，逆に診断が比較的容易なケースではエラーを来したりすることも指摘されている．また，フローチャートやディシジョンツリーを使えば思考に柔軟性が失われるリスクもある．

例えばディシジョンツリーを利用した場合，「はい/いいえ」やカットオフ値により次のステップが自動的に決まっているため，グレーゾーンの状況（例えば肺結核の疑いで採取した胸水のスメア，培養，PCR などが陰性かつリンパ球も少ない，しかし胸水 ADA が 50 U/L のときなど）ではクリアカットに意思決定が難しくなり，有機的で自由な診断思考が阻まれる．このような場合がディシジョンツリーの難点である．

分析的思考の歴史と限界

近年の診断の世界では，その合理性と明確さ，そして言語化と再現性の容易さから分析的思考が重宝されてきた経緯があり，その進化はさまざまな進歩をもたらした．アルゴリズム化は人間の思考回路だけでなく，デジタル的なモダリティとも相性がよく，このことは診断のオートメーション化を推進したといえる．

さらに最近では e-diagnosis という造語もあるように，Google や既存の鑑別疾患データベースを使うことが診断に有用との報告もある[19]．Google をはじめ，インターネットを用いた高度な診断サポートシステム*が有用なツールであることは個人的経

---

* Isabel (http://www.isabelhealthcare.com), DXplain (http://dxplain.org/dxp/dxp.pl), VisualDx (http://www.visualdx.com), PEPID (http://www.pepid.com) など

験からも疑いがないが，患者を目の前にして毎回インターネットを開くというわけにもいかない．これらの出番は，考えてもわからない複雑なケースや稀なケースで分析的思考診断の一つとして使用すると思わぬ発見があるかもしれない，という診断オプションの一つとして考えるのが現状ではよいだろう．

直観的思考の可能性

　分析的思考が多用されるデジタルのモダリティは直観，構想力，創造性などを最も苦手とする．逆に直観的思考という言語化の難しい思考プロセスこそ人間が得意な思考形態であり，それこそが，依然として診断が技法（アート）やギルド的教育が医学教育に必要とされる主な理由の一つだと考えられる．そこで分析的思考と直観的思考をバランスよく使い分ければ互いの長短を補いつつ診断の力を高めることができるだろう．そのためには，鑑別を論理的に過不足なく挙げるという分析的診断スタイル一辺倒ではなく，直観的思考も重視した診断技術を能動的に習慣づけることによって，「直観⇔分析」の dual processing を相補的に意識して使い分けることが可能になる．

　Dual process を駆使することで医師の診断技術に多様性と柔軟性が生まれ，臨床家の診断能力はより洗練されたものとなる．直観的思考の"急所"と懸念されるバイアスの交絡についても，主に認知エラー*を抑えることによるバイアス回避の方法（分析的思考）を同時に用いれば，直観的思考が「危険な賭け」となることもないだろう．

　直観や想像力というアナログの力と，冷静でデジタルな分析力とを組み合わせた柔軟な思考形態こそ，どのような新しい困難な事態に対しても多様な切り返しが可能であり，人間の頭脳でベストな推論を出して現状を突破する方法だと考えられる．想像

> *Column* 　認知エラー*
>
> 認知エラーとは診断の間違い，つまり診断エラーの原因として最も多いといわれるエラーの種類である（20頁）．具体的にはバイアス（bias）によるものやヒューリスティック（heuristic）の不成功などがその主な内訳である[22, 23]．
> この認知エラーを最小限に抑えることが診断プロセスの最大の課題ともいえる．

に難くないが，このような診断プロセスの理解と応用が臨床でのエラーを減らし，結果として患者ケアの改善にもつながることも指摘されてきている[20, 21]．

検査の乱発を防ぐために

前述のように，直観的思考と分析的思考は相補的な概念である．まず，ある症例に出会った瞬間，またはごく早期の段階で診断が直観的に臨床医の頭の中に想起されるとする．最初に直観的思考が作動する場合，それで診断が電撃的に決まるときがある．もし直観が働かない場合は直観的思考・診断がつかないため，新しい情報のインプットでもないかぎり考えは浮かばないだろう．この場合は迅速に思考を分析的思考に切り替える必要がある．

日常の臨床現場で研修医たちの行動を見ていると，直観的思考で妥当な鑑別が浮かばなかった場合に分析的思考への切り替えがうまくいかず，診断思考が迷走し，明確な鑑別診断をもたないまま検査の乱発に終始してしまうケースが思いのほか多い．検査は鑑別診断の尤度（らしさ）を上下させることはできるが，いつも診断を教えてくれるものではない．トロール漁業のような感度に物を言わせた検査の物量作戦・集中砲火では医療コストの増大は避けられず，全体として医療が立ちゆかなくなる*．これを防ぐため，鑑別診断なしに検査を行うことを戒め，鑑別診断を優先順位とともに絞り込む努力と習慣づけが医師キャリアの全般において必要とされるだろう．

Column 鑑別診断を立てることによる経済効果*

鑑別診断をしっかり立てないまま診療を進めることは，治療上の負担も増大させる．例えば感染症を疑ったとき，起因菌を具体的菌名で想定して抗菌薬を選択しない現場では，特定の広域βラクタム剤の使用が一般化する可能性がある．結果として耐性菌の出現や医療コスト増大にもつながる．何より患者にも負担を強いることは想像に難くない．

思考切り替えのタイミング

　診断が比較的容易な症例や過去に経験のある症例であれば直観的思考に基づいて診断することが有効であるのに対し，困難な症例，未経験の症例であればそこで思考回路がストップするのではなく，分析的思考に切り替える，または直観的思考から難しいと判断した場合は分析的思考に切り替えて診断を追い詰めていく．このような切り替えを意識的に行うことで診断の効率性は確実に向上すると考える．そのために，分析的思考の手法も複数用意しておくことが必要である．

　直観的思考や分析的思考が作動するタイミングはさまざまである．早ければ患者と対面する前の予診票を見る段階でも，病歴を訊きながらでも，身体診察や検査まで終わった段階でようやく始まるということもありえる．早期であればあるほど直観的思考が働くはずで，逆に遅くなればなるほどより困難な診断の可能性が高く，そのため分析的思考の網羅的・論理的思考の出番になることもある．

　直観的思考と分析的思考を通し，仮説診断が浮かんだ段階で次に臨床医の頭に浮かぶのはその仮説診断の典型的な病像である．仮説診断の典型的病像がもついくつかの臨床的特徴が想起され，その診断を正当化するに値するような特徴が目の前の患者に当てはまるか否かという作業を行うことになる[24〜26]．

　これが病歴では closed question であり，検査ではより特異度の高い検査となる．いわゆる rule in, rule out の段階であり，病歴，診察，検査などの情報収集と整理の結果，その仮説が特定または棄却されることになる．仮説診断が1つではなく，複数ある場合も同様である．

疾患の"解像度"：最後は各論的知識・理解の深さが勝負を決める

　仮説診断が1つでも複数でも出揃った段階でその最終診断を絞っていくわけだが，最終診断の妥当性を決めるのは臨床医の疾患それぞれに対する各論的知識と理解である．ここでいう診断のための知識とは，患者の訴えを含めた臨床症状，身体所見や検査所見などである．その疾患自体の"解像度"を日頃から上げておく訓練をする．そうすることで診断の"合わない"ところを曖昧にしてしまったり，その各論的な細かい鑑

表2 鑑別のポイントはどこにあるのか

	疾患A	疾患B
発熱	あり	あり
胸痛	あり	あり
筋痛	あり	あり
結膜充血	あり	なし
下痢	なし	あり

別の要所に気づかないでいたために診断エラーを起こしてしまったりすることも減らすことができる．診断の解像度を上げる訓練は教科書やレビューを反復して典型例を学ぶことと同時に，実際の臨床で症例を経験することでよりリアルな疾患の理解が可能になる．

診断の解像度が診断に決定的役割を果たすのは，ある仮説診断を立てたあとでその正当性を議論する場合，またはいくつかの鑑別疾患の尤度を議論する場合である．最終的に診断を正しい方向に向かわせるのはその疾患に特異的な知識である[27, 28]．

例えば，3日前からの発熱と胸痛を訴えて受診した50歳の男性に，可能性の高い2つの疾患の疾患Aと疾患Bという仮説の診断を想起したとする．AとBの2つは臨床症状や診察所見が似ている（表2：発熱，胸痛，筋痛）が一部違う特徴（結膜充血，下痢）があり，その点が鑑別を決定づけているとする．AとBの鑑別では結膜充血と下痢のポイントを知っておくことが鑑別に重要であり，このような鑑別のポイントを数多く蓄えておくことが診断力の向上につながるだろう〔この似たもの疾患同士の鑑別ポイントに焦点を当てて学んでおくことはのちに紹介するPCS (pivot and cluster strategy) の同一cluster内の疾患同士を鑑別するうえで大変重要になる．Clusterの疾患群を想起したのち，最終的に鑑別を絞り込むのは各論の知識だからである〕．

まとめ

ここまでで，直観的思考と分析的思考についての概略を述べた．これら直観的思考と分析的思考の診断思考力をいかにして鍛えるか，そしてどのように利用するかを次のトピックとする．この dual process の訓練はつまり実戦の診断における主要な 2 つの思考プロセスを訓練することであり，診断力の生涯教育の題材としても適切と考えられる．

Column　病態生理の理解は鑑別に必須か

それぞれ疾患の病態生理を理解しておくことは疾患のマネジメント上重要である．しかし，こと鑑別診断のプロセスに限定すれば，病態生理の詳細な理解自体はそれほど鑑別の実力に貢献しないというのが筆者の印象である．

System 1
直観的思考の訓練

直観と戦略眼

　ここでは直観的診断力をいかに鍛えるかについて述べる．直観的診断力の本質は，与えられた状況下で瞬時のうちに確実に正解の診断を捉える直観の力である．歴史的に言及される概念では戦略眼（coup d'oeil）と呼ばれるものに近い．

　戦略眼は「状況を一瞥するだけで自体の本質を見抜く力」といわれ，古くは19世紀の軍略家カール・フォン・クラウゼヴィッツやアントワーヌ・アンリ・ジョミニの時代から，現代では企業戦略論でも広く使われている用語である[29, 30]．

　クラウゼヴィッツの『戦争論』で指摘されるように，戦場の"3/4は霧の中"に包ま

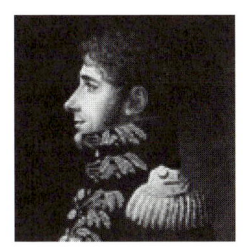
アントワーヌ＝アンリ・ジョミニ
1779-1869. 軍人，軍事学者．

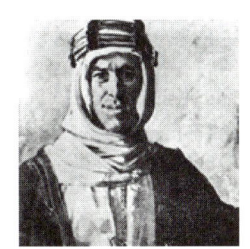
トーマス・エドワード・ロレンス
1888-1935. 考古学者，軍人．

れている．将軍はその霧の中の実体を推測しなければ作戦方針の案出も決断もできない．これを打ち破るのが戦略眼といわれる．診断においても不確実性の交絡する病態の本質を見抜く眼力の有無は，優れた診断家の力を測る最良の試練である．直観的診断力にはこの戦略眼の要素が不可欠だと考えられる．

　戦略眼を磨くにはどうしたらよいのだろうか．戦略眼は天賦の才能であり生来与えられるもの，と多くの歴史的記述がある．しかし，序にも記したように信念に裏打ちされた思考と経験の反復によって戦略眼の獲得が可能だと筆者は考えている．

　20世紀初頭，トルコにおけるアラブ反乱の指導者として圧倒的武勇を誇った『アラビアのロレンス』で有名な英国のトーマス・エドワード・ロレンスも戦略眼について著書の中で「この才能は本能に基づくもので，深い思索と訓練によって研ぎ澄まされ，危険に臨めば期せずして発するもの」とあり，後天的に戦略眼が習得可能な技術であることを示唆している[31]．

直観的診断を鍛える5項目

　鋭い戦略眼を擁した直観的診断力を鍛えるために筆者が必要と考える5項目を表3に記した．

直観的診断力を鍛えるために必要な項目	表3
1 察知力　KFD（key fact for diagnosis）に気づく力	
2 姿勢　直観力を高めるマインドセット	
3 経験　量と質	
4 フィードバック　バイアスの認知とデバイアシング	
5 試練　戦略眼を使用しなければならないような危険な状況やストレスへの曝露	

1 察知力

　直観的診断はその全思考過程が瞬時に完了する潜在意識下の思考である．その瞬間的な思考活動を分解すると，思考活動開始のきっかけとなる情報のインプットが最初にあるはずである．

　直観的思考，戦略眼が作動するきっかけは何らかの具体的な情報である．優れた戦略眼をもつ医師は，目の前の多くの臨床情報の中から診断に決定的な糸口となるような有用な情報（本書では以下これを key fact for diagnosis；KFD と呼ぶ）を察知することができる．

　直観的診断のプロセスの入口となるこの察知力を身につけるにはどうすべきかを考えたい．目の前の患者のさまざまな臨床情報に加え，時に"霧（後述）"となる交絡の存在を理解し，それらのなかから注目すべき KFD を目ざとく察知するためにはどのようにすればよいか．

　KFD を察知するヒントの一つが「遠山の目付」という武道（剣道）の概念である．これは真剣勝負で相手と対峙したときに，相手の1カ所だけを見つめるのではなく，遠い山を望むように相手の顔を中心に体全体をおおらかに見るという概念である．中心視野とともに周辺視野にも目を配るということは木を見て森「も」見ることであり，これにより全体を視野に入れることでその全体像を捉え，どこが着目する点かを俯瞰することができる．

　江戸時代初期の剣豪・兵法家の宮本武蔵がその著書『五輪の書 水之巻』で記した「観見二つの目付」には「遠き所を近く見，近き所を遠く見る事，兵法の専也」とある．これは近くでも遠くでも焦点を合わせて見ようとしないということであり，特に近距離のものを見るときも遠くに視点を置いたときのほうが視界幅が大きく，複数の対象，つまり複数の KFD が存在するときにさえそれを逃さないという，遠山の目付とはまた違った表現を使った教えである．

　「遠山の目付」，「観見二つの目付」のように，何かの対象に焦点を合わせようとせずに索敵の範囲と焦点を自在に調整することに慣れると，存在しているのに見落としやすい KFD を察知することやバイアスを察知して回避することも容易になる．このように察知力を鍛えることは直観的診断の力を伸ばすことにも活かされるだろう．

　一方，視点を自在に操ることで一つの際立った特長をもつ情報に引っ張られるリスクも減る．同時に，ある鑑別に"合わない"例外的な要素や扱い方が不明なものに出会ったとしても，それを不用意に棄却もせず，過剰に意識もせず，視野には入れつつも脇に置いておく，このような情報の優先順位づけの技術もうまくなるだろう．

2 姿勢

　ポジティブ思考が直観に与える影響は大きい．まず，自分は勘が鋭く直観と想像力が豊かで，診断自体も得意だ（または得意になる）と信じることは重要である．

　減点思考の日本人の国民性にはなじみが薄いかもしれないが，自分に可能性が眠っていることを信じて行動することは潜在下の自分自身の可能性を引き出し，実際うまくいくことも多いのは読者の皆さんも体験があるのではないだろうか．

　ポジティブ思考は目の前の患者を正しく診断できなかったときにも活きる．診断エラーを起こしたときも"To Err is Human（誰でも過ちはある）"と自分を決して責めずに，成長するチャンスをまた1つ得たのだと前向きに評価して進むことが，診断においても明日の成長に結びつく．実際，自分の知る診断力に定評のある医師たちは前向きのポジティブ思考家が多い．

3 経験

経験値を上げるために

　直観は経験に基づく．直観は現場で試され，鍛えられるものである．多くの症例経験に勝る直観の訓練はおそらくないだろう．

　量質転化の法則というものがある．弁証法にみられる法則で，一定量の行為が蓄積することでその行為自体に質的な変化が起こるということである．つまり，「診断が上手になりたい」という意志をもってそのきっかけを模索しながら経験を積んでいくことで，それがある臨界点を超えたときに質の変化を生むということである．このことは直観力の涵養にも当てはまりそうである．

　また，社会科学者のマイケル・ポランニーはその著書"The Tacit Dimension"の中で，経験や練習を繰り返して無意識にも行えるようになれば，個別の動作は全体の関係性のなかでの存在を取り戻せると述べている．つまり，臨床経験のなかで診断思考を繰り返すことが最適な診断推論過程を生むということともいえそうである．

　臨床医一人がある勤務時間内で経験できる症例数は限界があるが，それでもより多くの症例を経験する工夫はある．同じ勤務時間でも，単位時間当たりの症例数を高める工夫をすればより多くの経験にみずからを曝露することが可能である．例えば，普段から同僚の患者をチェックして「あの患者さんどんな感じなの？　一緒に診察について行ってもいい？」などと，同時並行で動いている同僚の診察を共有することも有効

だろう．または，電子カルテ上からER受診患者のリストを見れば，リアルな診察ができないこともあるが患者診察の追体験も可能だろう．その他にも，できるだけ自分の苦手な症候にあたるため，同僚や上司に特定の症候（例えばめまいや意識障害，というように）の患者が受診した際にファーストタッチ（最初に診察すること）を申し出ることなどは経験の種類を増やしていくうえで有効な方法である．

苦手な症候や症例にはできるだけ出会いたくないのも人情ではあるが，特に訓練中の研修医にとってはそういうケースこそ教育的な見返りも大きいことが多い．どんなセッティングでも逃げないことは医者を強くする．

オンザジョブで実際に経験する症例も限りがある．自分が業務を離れている間にはリアルな患者との接触がなく，この期間は上記の振り返りの時間に当てるのもよい．

勤務する施設内以外にも症例経験のチャンスは多い．具体的には症例検討会，M&Mカンファレンスやケースレポートがこの追体験の宝庫といえる．

経験数以上に大事なもの

症例経験数を考えるうえで重要なのは，ただ大量の症例を経験すればよいわけではないということである．単に目の前を大量の症例が通過し，その診断の結果に一喜一憂するだけでは診断能力の向上は乏しいだろう．1例1例を大事に，とはよくいわれるが，ではその1症例の経験をどう活かすかということは現場教育ではあまり言及されていないのではないかと思う．

大切なのは，診断の結果に対する執念だと思う．ある患者で直観的な鑑別を想起した場合，勤務時間の終了がきてその症例を他者に引き継いだとしても，後日，確定診断（もちろんその後の経過まで）まで追跡し，自分にとってどのような点が診断のエラーとなったかを丁寧に分析し，そして集積するという学びに対する執念が重要である．これは外勤先で勤務した際に興味深い症例に出会ったときも同様のことがいえる（具体的なフィードバック方法は次項で述べる）．

直観力を鍛えるという観点から気をつけることは，直観的診断とは熟考したものではなく，症例の概要をつかみかかった時点で頭に波紋のように広がる最初の診断名である．それが仮説診断，または第一診断(initial diagnosis)であり，その症例における自分の直観的診断の結果である．この現象はオフザジョブの訓練でも同じである．症例検討会などに観客として出席した場合は，症例提示があった段階で直観を働かせて，強制的に鑑別を1つ上げる訓練をする．その第一診断と，症例検討が進んだあとの最終診断が自分の立てた仮説とが相違していればまた1つ，自分を高める材料

表4 臨床的によくみられるバイアスの例

Anchoring	初めにこれと思った診断にとらわれてそれに固執してしまう
Availability bias	思い浮かびやすい鑑別に飛びついてしまう
Confirmation	仮説診断を支持する根拠を探す反面，反証には目をつぶる
Overconfidence	仮説診断を過剰に信頼する（上級医の診断など）
Premature closure	診断確定の前段階で結論づけてしまう
Representativeness	仮説診断の時点でその典型像を当てはめて考えようとする

のデータが増えることにつながる（後述の「診断エラーノート」参照）．漫然とオフザジョブの検討会に出席するのでなく，「自分の診断能力を高めるために今回の勉強会で何かヒントがないか」という明確な目的意識をもって症例検討会に参加すると診断能力をより高めるチャンスが得られることになる．

4 フィードバック

　直観的診断の訓練はバイアスとの戦いである．診断に関係するバイアスは数十あるといわれる．以前はそれほど重視されていなかったこのバイアスが診断のエラーに直結しているということが1990年代くらいから特にクローズアップされてきた[32〜46]．
　診断に関連する代表的な認知バイアスを表4に示す．
　表に挙げたもの以外でも，attribution bias〔属性バイアス：原因をもともとの属性（バックグラウンド）のせいにしてしまう〕，感情やストレスによるバイアス（感情やストレスにより病歴や検査を省略したり，過大評価したりする）などは日常的によくみられるバイアスである．
　直観的診断の大敵であるバイアス全般，つまり認知バイアスや"霧"による交絡を回避する力を磨くことは直観的診断の力を伸ばすことに直結する．船が行く航路に例

> *Column*　認知バイアスの例
>
> 例えば，アンカリング（anchoring）のバイアスは直観的思考に特有の連想思考（associative process）[47]によるものである．最初に脳に広がったものが呼び水（プライミング効果：priming）となり，理路整然とした結論を無意識につけてしまおうとする．ノーベル賞学者のダニエル・カーネマンの研究では，ある男性が英国上流階級の口調で話したのち，「私には背中の上から下まで入れ墨がある」と言ったときに"そんなはずはない"と脳が判断した．これは，英国上流階級の紳士が刺青などないという直観的思考による連想思考の結果と，刺青という，英国上流階級の紳士で想定されるスクリプトには違和感のある単語の出現により，直観的思考の監視役・相補概念の分析的思考が警鐘を鳴らしたという現象である．しかし，英国紳士が絶対に刺青をしていないとはかぎらない．「刺青なし」が直観的思考の結果であれば，実はこの紳士が「刺青あり」が真実の場合，この直観的思考はアンカリングのバイアスを受けたといえる．

えると，直観的診断のスタート地点（KFD の察知）から本来到達すべき点（診断）までの航路が直線距離で結ばれている場合，バイアスはその進路に横風を与える存在である．バイアスにより直観的診断の結果が本来到達すべき点ではないところに行き着いてしまう．バイアス回避の力はいかにこの進路変更の影響を受けずに目的地まで無事にたどり着けるかを示す力ともいえる．

　バイアスを回避する方法として，これまで数々のデバイアシング（debiasing）の概念が考えられてきた．具体的には反省思考（reflection），メタ認知（metacognition），認知強化理論（cognitive forcing theory），チェックリスト（checklist）などである[48〜58]．

　バイアスを回避する最大の戦術は患者の話に丁寧に耳を傾けることである．心をオープンにして患者の物語を真剣に聞けば，それが診断を教えてくれることをよく経験する．年齢や基礎疾患による患者側の交絡因子，あるいは思い込みやバイアスによる医師側の交絡因子によって診断仮説が知らずのうちに歪んでしまった場合にさえも，患者の病歴はいつも 1 つであり，病歴と仮説の間に存在するずれがあった場合はそれを無視しない．また何か気になる特徴的な病歴があった場合にもその原因を考えることをあきらめない．そのように診断にかける執念を習慣化しておけば，いざというときに思いがけない診断とともに患者を助けることができるだろう．

診断エラーノート

バイアスの話に戻る．ここでは，日頃から訓練できるバイアス回避のための具体的なデバイアシングの策をここに示す．1つは「経験」の項で説明した診断エラーの集積についての具体的作業である．

「診断エラーノート」と名づけたノートの作成を提案したい(表5)．診断エラーを経験した症例について，直観的に想起した第一診断（initial diagnosis）と最終の確定診断（final diagnosis）を罫線のついたノート（またはエクセルシートなど）に横並びに記載する．この2つの診断が食い違う（診断エラー）とき，次のいずれに当てはまるのかを自己分析する．

---

❶直観で正確に診断を想起する力自体の問題だったのか
❷想起できるはずだったものの，バイアスに交絡されたために診断を想起できなかったのか

そのどちらかの原因を第一，確定の2つの診断の横に並べて記載する．原因が認知バイアスの交絡だった場合は具体的なバイアスの種類も記載する．

診断エラーノートに記載した第一診断，確定診断，エラーの原因の3項目を，診断がうまくいかなかったケースに出会ったたびにノートを開き，書き込んでデータベースを作っていく．こうして診断エラーノートに集積されたデータは自分自身の直観的思考の訓練の重要な資料となる．

診断エラーの原因として❶の診断想起ができなかった場合は，症候ごとに鑑別診断を挙げる訓練，または複数鑑別診断が想起されたときに鑑別同士の違いを分ける各論の知識が足りないこと，このいずれかが主な原因と考えられる．実際，診断の総論的な部分の理解と技術が進んだとしても，実力差を決めるのは各論をどれだけ深く理解し，その特徴を把握しているかというところである（前述のとおり）．

診断のために各論を学ぶうえでは，その症候や疾患の診断的な特徴がどこなのかを意識的に読み取るような能動的な姿勢が必要である．このことは，直観的につけた第一診断が最終診断の疾患とどこが疾患の表現として「合わない」かを見抜く力を育てる．例えば「虫垂炎と診断したが実は憩室炎だった」というケースでは痛みの発症様式や種類は同じだったが場所が少し違った，という具合である．

診断エラーノート 表5

第一診断 Initial Diagnosis	確定診断 Final Diagnosis	エラーの原因
虫垂炎	憩室炎	アンカリング
脊椎圧迫骨折	大動脈解離	想起できなかった
尿路結石	腎梗塞	早期閉鎖
脳梗塞	硬膜静脈洞血栓	早期閉鎖
高リン脂質抗体症候群	ウィルソン病	想起できなかった

診断エラーの原因は？

❶ 診断が想起できなかった

- 症候ごとに鑑別診断を挙げる訓練が足りない
- 複数の鑑別診断が想起されたときに鑑別同士の違いを分ける各論の知識が足りない

対策
各論の理解を深めるため，経験の質と数を上げる
（「3 経験」の項をもう一度参照）．

❷ 想起できるはずが，バイアスでエラー

- ノートの表から，どのバイアスに自分が交絡されやすいかを確認する
- バイアス回避の対策を練る

対策
多くのバイアスはそのバイアスの存在を個別に意識すれば回避はそう難しくない．

Strategy I 基礎的診断戦略

診断エラーの原因が❷のバイアスの交絡が問題だった場合は，どのバイアスに自分が交絡されやすいかがノートの表から一目瞭然なので，そのバイアス回避の対策を練ることになる．多くのバイアスはその存在を個別に意識すれば回避はそう難しくない．ただし人間の認知力の限界として，すべての症例で考えられるすべてのバイアスをリアルタイムで意識しておくことは難しく，その意味で自分が陥りやすいバイアスの傾向を事前に把握しておくことは重要である．

メタ認知の応用

　もう1つ，メタ認知を利用した方法を述べる．メタ認知とは「認知していることを認知している」，「知っていることを知っている」と定義される[59]．自分の思考や行動を対象化して認識し，自分自身の認知や行動を客観的に把握するというメタ認知の観点を直観的思考のフィードバックに用いる．具体的には他人の頭脳を借り，皆で議論することである．

　診断を主なテーマとした米国のTVシリーズ"House MD"などでもよくみられるシーンだが，数人の医師が白板の前で患者の診断について議論している．自分が考えた診断をあらためて複数人の視点から検証し，自分の思考様式を客観的に把握することは自分が思いもよらなかった発見があることを筆者自身多く経験している．このことは経験に基づく直観力を鍛える具体的な方法として有効であると考える〔後述 mesh layers approach；MLA）の項「Grand-MLA」（71～73頁）参照〕．

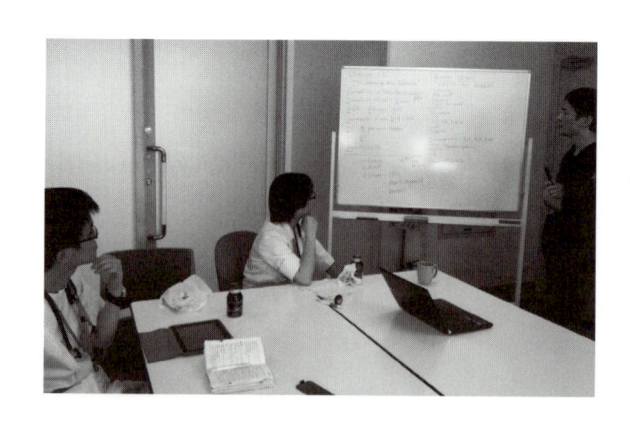

5 試練

　直観的診断を現場に即応させる思考回路は机上の演習だけで訓練できるものではない．かといって，いたずらに経験を重ねただけでも強靱な思考力や判断力は身につかないだろう．

　「獅子の子を千仞之谿に突き落とす」のことわざにあるように，現場での修羅場をくぐらないと経験できないことがある．自分の実力でどうにかしなければ打開できない，もはやあとがないような状況でこそ，通常出しうる能力を超えたひらめきと行動が生まれることは歴史上枚挙に暇がない．同時にそのような極限の実戦状況で学んだ経験こそみずからの記憶に深く刻印され，自由に扱える生きた知恵となる．

　つまり，直観的診断，特に戦略眼をどうしても発揮しなければならないような緊急で危険な状況やストレスへの曝露がこの診断力の習得には必要である．実際の状況は机上の論理どおりにはいかない．

　机上と実戦の違いは，前もって用意されない不確実性，その現場でしか知覚できない雰囲気である．これが，いくらケースカンファレンス上で100回の演習を行っても1回の必死の実戦経験にはかなわないということでもあり，机上の勉強が主な医学生と現場で能力の限界を日頃試される初期研修医では知識レベルが大して変わらないにもかかわらず，現場で圧倒的な実力差があることの証拠ともいえる．

直観的思考と同様に鍛えたい力

　以下2つは直観的思考には含まれないが，それに関連のある概念である．

決断力

　直観的診断を行ったのち，その仮説に沿って診断確定の具体的行為を進めるのに必要なものは決断力である．決断力に必要な要素はスピードと，他の可能性にとらわれない勇気である．決断力は日常生活における決断の場面でも鍛えることができる．例えば筆者が時々行う方法として次のようなものがある．レストランに行ったときにウェイターを呼ぶまでメニュー表を開かず，ウェイターが到着したところでメニューを開いて3秒以内に決断する．複数のメニューを注文するときは次の注文までが3

秒である．ほぼ即断のためウェイターの時間を奪うこともない．ドーナツ屋の対面売り場で1人でドーナツを選ぶときもこの3秒ルールは同様に適応する．このルールは単に筆者が使う一例であるが，日常的に選択を迫られる場面で制約を自分で設けてそれに従って行動するのも慣れると楽しいものであり，決断力を養うことにも直結するので一石二鳥である．ただし同じ日常生活でも悩む時間が楽しい，例えばデートでスイーツを選ぶセッティングなどでは相手のエスコートもあるため，この3秒ルールは適用しないほうが得策かもしれない．

ちなみにこの決断力は診断だけでなく，急性期などの瞬間的に決断が必要なときにも活きる．

Pearl を作る力

Pearl は直観的思考の形式化であり，また即興的でなく事前に準備されたものでもあるという点で純粋な直観的思考ではないと考えられる．しかし便宜的にここで記載する．

Pearl は症候や疾患の各論的事項に共通する本質を言語化した言い切り型の文言，あるいはメッセージであることが多い[60]．エビデンスの有無はあまり問題にならないことが多い．

Pearl の作り方

Pearl を作る最も容易な方法は症候・疾患の各論を深く学び，その他の各論と比較することで，その症候・疾患の特異性に着目し，それを平易な言葉で短文として言語化することである．診断に寄与する種類の Pearl はこのタイプのものが多く，実際にその特徴や本質を捉えた Pearl が高速の診断を可能にすることが多い．

診断タイプの Pearl を量産していくにはどうしたらよいだろうか．汎用性の高い総論的な Pearl は，診察するうえでいつも経験するような事実やコツに気づいたら，それを言語化できないか考える習慣を常に心がける．各論的な Pearl は，Pearl を作りたいある特定の疾患を可能なかぎり多く経験し，その疾患の診断の難所になる要点や特徴的な診断のポイントを気づくようにいつも注意を払っておく．そのなかで，その要点を言語化してみる，またはその疾患各論のレビュー項目や成書を読み，その疾患の鑑別に特徴的な要点を見つけ出す．これらが Pearl の原型であり，さらに実戦経験を通してその妥当性を確からしくしたものが完成型の Pearl である(図4)．

Pearl の作り方　　　　　　　　　　　　　　　　　　　　　　　図4

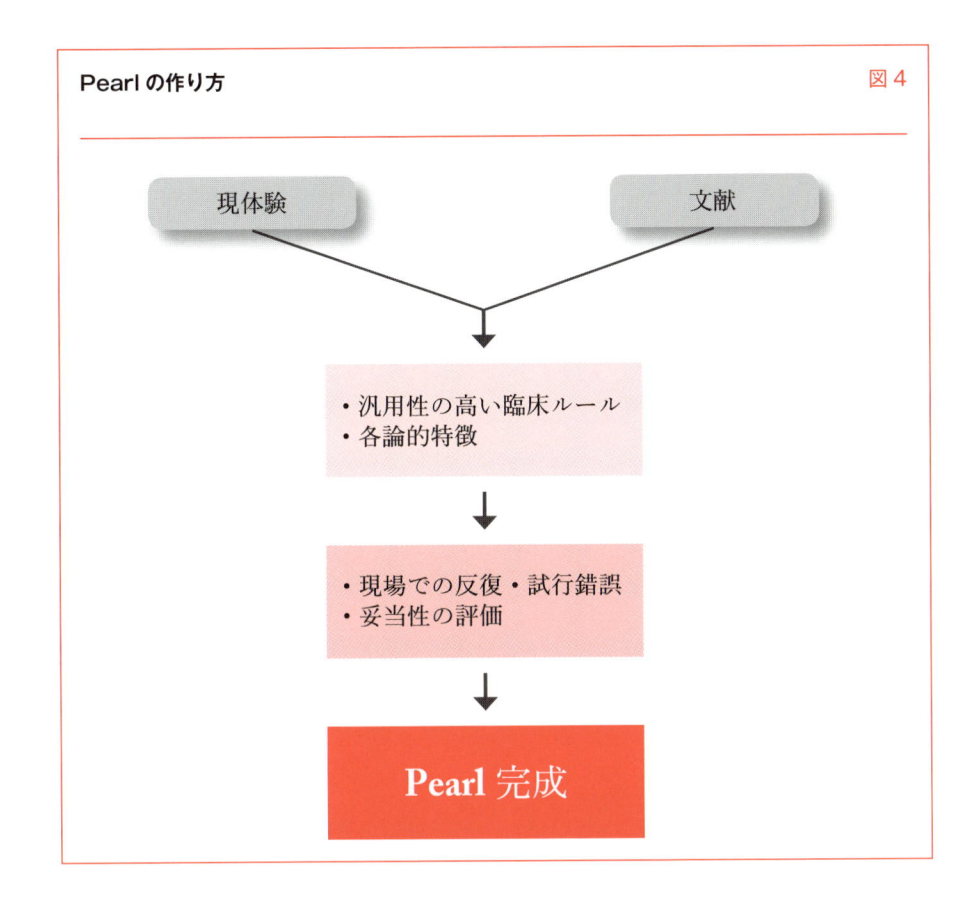

```
   現体験              文献
       \              /
        ↓            ↓
   ・汎用性の高い臨床ルール
   ・各論的特徴
            ↓
   ・現場での反復・試行錯誤
   ・妥当性の評価
            ↓
        Pearl 完成
```

　Pearl は誰かが「これは Pearl だ」と宣言するものではなく，それを作った，または聞いたものがこれは Pearl だと主観で考えれば取りあえずは Pearl とみなされる．そのため明確な Pearl 認定の基準はなく，巷にあふれる Pearl には質の高いものもあれば，そうでないものもあるという玉石混交の状態が現状である．必然的に世の中に流通する Pearl の総数も不明である．

Strategy I　基礎的診断戦略

優れた Pearl とは

筆者が個人的に考える，優れた診断型 Pearl の特徴は以下である．

❶ 意外性があり，通常の思考回路では気づかない鋭い鑑別点を指摘している
❷ レトリックが巧妙（そのために臨床医の記憶に残りやすい）

診断型 Pearl を分類すると，表6 のような種類に分けられる．
このように，診断の Pearl は意外な方向から診断思考の抜け道を作り，あるいは風通しをよくして手助けしてくれる，臨床医のよき友人である．純粋に診断のスピードを上げてくれるだけでなく，診断の漏らしを防いでくれるようなものもある．

Pearl

パールは定式化した直観的思考である．後世の人間が見たらそれはもはや常識かもしれない．

補助的な Pearl

歴史的事実の Pearl：直接診断には貢献しないかもしれないが，疫学的情報などに言及し間接的に診断を補助してくれるかもしれない Pearl である．同時に，純粋に医学への興味をかき立ててくれるものも多く，これらの Pearl は筆者は特に好きである．

Pearl

麦角毒（アルカロイド）はおそらく最古の真菌毒（mycotoxicosis）である．欧州では麦角菌に汚染されたライ麦パンによる中毒が頻発した．稲には含まれないが，日本でも戦時中，食糧難時に笹の実を食べた妊婦の流産が頻発したという記録がある．

麦角菌（Claviceps）の菌核はその黒い爪状の形態から「悪魔の爪」とも呼ばれる．爪に

| Pearlの分類 | 表6 |

総論的診断 Pearl

病歴，身体診察，検査

Pearl　アルコール歴と性交歴ほど信用できない病歴はない

陥りやすい思考過程の指摘：見落としがちな診断思考の pathway を提示する

Pearl　"上なら下，下なら上"：側腹痛で横隔膜上病変を考えるのと同様に，側胸痛で横隔膜下病変を考えよ

各論的診断 Pearl

ヒューリスティック：たいていは疫学情報や症状から意外な鑑別を指摘することが多い

Pearl　中年以降の体重減少とうつでは膵癌を一度考えよ

Pearl　嗅覚消失が初発症状となりうる，忘れられがちな疾患はアルツハイマー病，パーキンソン病，そしてシェーグレン症候群である．それぞれ 90, 70, 30%以上に合併するといわれる

ヒューリスティックの亜系：鑑別疾患ではなく，診察すべき要所を前面に出すことで鑑別診断の想起をいっそう印象づけるタイプの Pearl である

Pearl　脾臓のない患者の敗血症症状は細菌だけではない．まず渡航歴と皮疹，そして血液スメアを観察すること（バベシアと，それに合併しがちな Lyme 病の指摘）

（次頁につづく）

含まれるアルカロイドは神経（幻覚，痙攣）や全身の血管（四肢の壊死，脳，子宮）に影響し，血管炎に似た症状を呈することがある〔麦角症（ergotism）〕．

Pearl の分類(つづき) 表6

Cluster 疾患(ある疾患に表現型が似た疾患)の提示〔Pivot and Cluster Strategy (PCS) (58〜65 頁)参照〕:直観的思考で想起した疾患に飛びつかないように除外すべき疾患への注意を促す.

> *Pearl* アルコール性肝硬変患者において,頭皮の診察なしの肝性昏睡の診断は疑わしい.脳出血による意識障害かもしれないからである

疾患の特異的特徴:ありそうで実はない/なさそうで実はある,意外な鑑別点を提示する.

> *Pearl* リウマチ性多発筋痛症なのにスパイク状の高熱? GCA(巨細胞性動脈炎)の合併を考えよ(リウマチ性多発筋痛症単独ではスパイク状の高熱は稀である.その他,筋力低下や CK 上昇もみられない.)

Column お薦めの本

Pearl に特化した書籍では日本国内では『ティアニー先生のベスト・パール』(医学書院)が有名である.本書でも所々に有用なオリジナルの Pearl を散りばめてある.

System 2
分析的思考の訓練

　フレームワーク，アルゴリズム，ディシジョンツリー，Bayesの定理（検査前確率と尤度比で検査後確率を求める方法）や語呂合わせなどの形式が分析的思考（System 2）に分類される．
　あらためて，分析的思考の出番は主に，

---

❶直観的思考が想起されなかったとき
❷直観的思考で診断を試みたが，診断が正しいものでなかった場合
❸直観的思考の妥当性を評価するフィードバックの目的

　に集約される．

　直観的思考でうまくいかなかったとき，またはそもそも直観による診断を思いつかなかったときにそこで思考回路がストップするのではなく，速やかかつ意図的に思考を分析的思考にシフトすることができる習慣の有無が診断能力を向上させる1つの要所である．
　この項では，それぞれの分析的思考の具体例の紹介とともに，実際の使用と作成方法について解説する．

> *Column* 分析的思考が働きにくい状況とは
>
> 面白い報告がある．裁判官が空腹状態のときには仮釈放の判定が厳しくなるというものである．仮釈放の判定は複雑で論理的な思考が要求されることは想像に難くない．仮釈放の判定は分析的思考によるものと考えると，空腹時には分析的思考は働きにくいことになる．筆者の実感としても，空腹時でも直観（的思考）こそ働くものの，じっくり時間をかけて考える分析的思考を運用するには血糖が必要か…という気がする[61]．

アルゴリズムおよびフローチャート・ディシジョンツリー

　アルゴリズムは，診断を導くための具体的な手順を定式化・標準化したものである．多くの場合フローチャート・ディシジョンツリーで表される．フローチャートやディシジョンツリーの特徴は，1つの診断的アクションの結果で必ず次に進む道が明示されていることである．そうすることで決断の曖昧性を排除し，誰が行っても同じ手順に従って診断を進められることが利点である(図5)．

　日常臨床ではたいていの場合，すでに発表されているアルゴリズムを用いることが多い．もちろんみずから診断アルゴリズムを作ることも可能だが，データの層別化や交絡因子の解除の目的で統計学的な処理を必要とするために，自作のものを作成するまでには労力がかかる．

　アルゴリズムおよびフローチャート・ディシジョンツリーの短所は，総論の冒頭でも述べたとおり曖昧な条件，予期しない交絡因子やグレーゾーンの検査結果・情報が発生したときにまったく柔軟性を欠き，思考回路が停止してしまうことである．アルゴリズムの条件に沿った理想的な情報が得られる場合にはクリアカットな診断効果を発揮する反面，インプットに必要な情報がないときや条件に合わない情報に出会ったときの脆さもまた明確である．そのため，適用する場合はバックアッププランとして他の診断戦略を作動させる用意をしておくことが望ましい．

フローチャートの例　　　　　　　　　　　　　　　　　　　　　　　図5

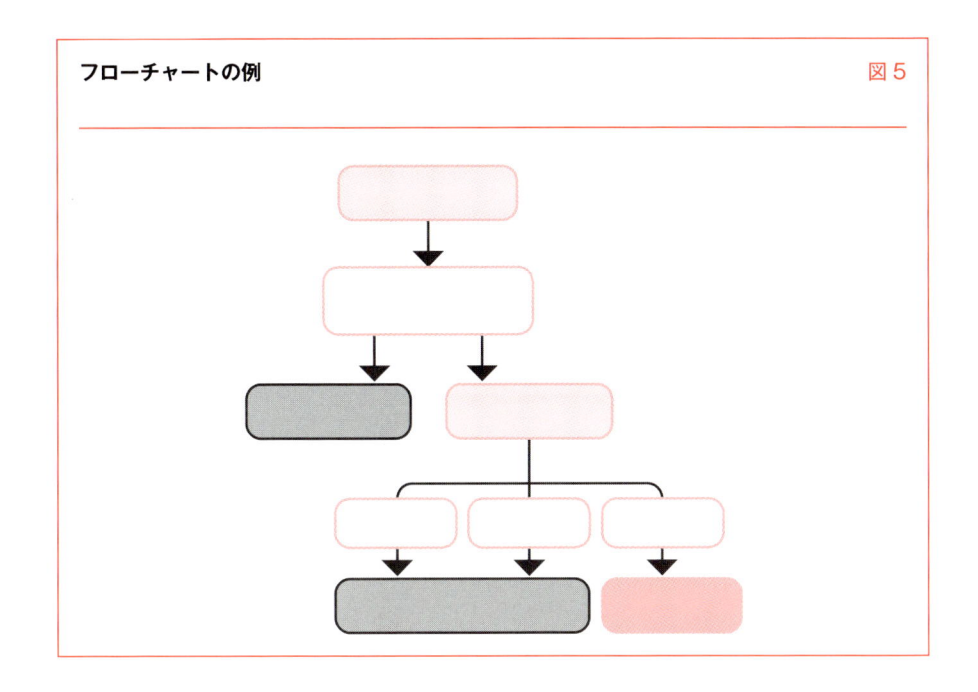

スコアリングシステム，診断クライテリア

　スコアリングシステムは，診断に必要な項目に合致する項目を合算して合計点によりその診断の可能性を決定することができる非常に便利な方法である．診断クライテリアもスコアリングシステムと原理は同じである．これらの短所は，仮にスコアが高く診断の可能性が高いと示唆された場合でも，直観的にはその診断の可能性が低いと考えられる場合にジレンマがあること（これはアルゴリズムも同様に抱える問題だが），またクライテリアの項目に主観の介入する余地がある場合（Well's criteria など）はスコアが容易に変わってしまう点である．スコアリングやクライテリアは何度も使っていればそのうち覚えるかもしれないが，たいていは項目が5〜6程度以上あり，その場でさっと出るためには事前の暗記が必要である．もちろん最近ではスマートフォンのアプリやオンラインのウェブサイトなどを見ればその場ですぐにスコアの計算が可能である．しかし実際には，特に急性期の状況や救急などで熟練の医師たちがそのアプリやウェブサイトを見ながら計算し何点だから，と口角泡飛ばしている姿は

あまり見ない．これらのエビデンスは重要な診断の指標であることは間違いないが，一方で彼らにとっては，そのスコアの項目と項目ごとの重みづけを直観的診断の裏づけとして利用している程度のことが多いのではないか，という印象である．

　仮にこれらのスコアリングやクライテリアをしっかり意識して使いたい場合は語呂合わせでもなんでもそれらをきっちり覚えるか，アプリなどですぐ参照できるようにするか，または項目を全部覚えられない場合は主要項目や重要項目（スコアのものは点数の高いもの）を選択的に覚えておくという方法もある．

Bayes の定理，オッズ，尤度比

　Bayes の定理，オッズ，尤度比，ROC 曲線などの基本的解説の詳細は成書に譲る．臨床上の実用としては，検査前確率（オッズ）と尤度比で検査後確率（オッズ）を求める方法というのが要点だろう．検査後確率，つまり診断仮説の正しさを求めるには計算を必要とし，具体的な確率が数字で導き出されるため最も科学的な分析的思考の手法という印象がある．とはいえ，忙しい現場で検査前確率が何％，陽性尤度比がいくつだから検査後確率が何％，と臨床医が計算する光景はない．診断の可能性が「低い・中程度・高い」ものがその診断のアクション（病歴，身体診察，検査など）によりどのランクに変化するか，という大体の診断の優先順位決めの判断材料として，尤度比の数字をもとに感覚的に検査の有用度を見積もるのというが実際ではないだろうか．

　注意すべきこととして，教科書や論文などに載る検査の感度や特異度，そこから計算される尤度の数字は必ずしも絶対的なものではないということである．病歴や身体診察などはその典型的な例で，実際に行う術者の習熟度やセッティングにより感度も特異度も変化すること，またもともとの報告も術者の技術レベルが一定でなかったものもあり，注意が必要である．

　Bayes や前述のアルゴリズムなど，統計学的手法で示された臨床決断学のパラメータは明快な指標となりうる一方，感度，特異度を振りかざし診断のすべてを議論することは難しい．

フレームワーク

　現場ではおそらく最も扱いやすく，使用と作成上の柔軟性に富み，想像力さえ発揮すれば臨床医各自が手軽に作成することのできる分析的思考のツールである．日本語では枠組み，構成などと訳される．

　フレームワークとは「物事を分けて考えるための整理法」である．ある1つの事柄をいくつかの構成要素に分類し，理解や想起を助けることができる．診断におけるフレームワークとしては，鑑別となる疾患群をいくつかの枠組みに分類し，その鑑別疾患群を体系的に把握することができる．

　分類を効果的に行うには一つひとつの各論の特徴や性質をよく理解しておく必要がある．逆に分類できないことはそのグループ全体を俯瞰できない，理解できていないということにもなる．このことは逆説的にいうと，分類を上手にできる人はよく理解しているということにもなるし，理解を深めるためには分類を行ってみるということが理解への近道になるともいえそうである．これは，内科は整理の学問だと古くからいわれることの傍証であるように感じる．

　フレームワークは分析的思考のツールの役割をもつと同時に，他人にわかりやすく提示するためのコミュニケーションツールでもある．院内のカンファレンスなどでもこういったフレームワークを適宜用いながら解説を加えると，研修医・学生たちも視覚的に整理して学ぶことができ，教育効果も高いと思われる．それがオリジナルであり，しかも革新的な内容であればなおさらである．

フレームワークの種類

　ではどのように分類するか．フレームワークについて記載された書籍は多数あるが，以下の5種類の基本フレームワークが有名である(表7)．

❶階層型

　項目別に階層を増やし，同じ階層内に複数の並列項目を並べる．組織図やマインドマップが代表的な階層型の例である．最も使いやすい分類法であり，各論的内容ではおそらくどの分野でも容易に適用できる．教科書でもよくみられる分類であり，例えば拡張型心筋症の原因は特発性，感染症，薬剤性・毒物・栄養，沈着性，リウマチ性

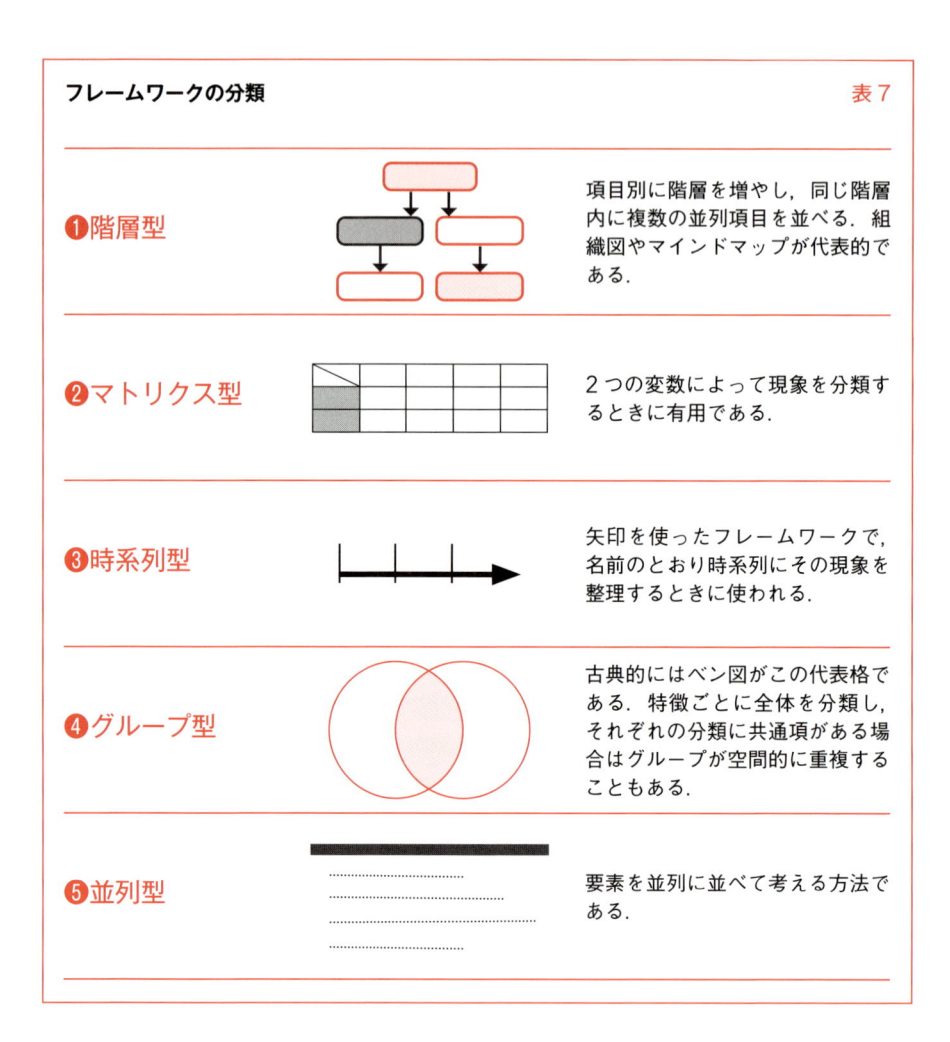

フレームワークの分類　　　　　　　　　　　　　　　　　　　　　表7

❶階層型		項目別に階層を増やし，同じ階層内に複数の並列項目を並べる．組織図やマインドマップが代表的である．
❷マトリクス型		2つの変数によって現象を分類するときに有用である．
❸時系列型		矢印を使ったフレームワークで，名前のとおり時系列にその現象を整理するときに使われる．
❹グループ型		古典的にはベン図がこの代表格である．特徴ごとに全体を分類し，それぞれの分類に共通項がある場合はグループが空間的に重複することもある．
❺並列型		要素を並列に並べて考える方法である．

などに分かれ，さらにその下の階層としては感染症ならウイルス性，リケッチア，原虫…などと分類される．

❷マトリクス型

　2つの変数によって現象を分類するときに有用である．心不全のForrester/Nohriaの分類やFrank-Starlingの法則などはこのマトリクス型で説明されている．本書ではショックの分類などにこのマトリクス型の分類を用いている．

❸時系列型

　矢印を使ったフレームワークで，名前のとおり時系列にその現象を整理するときに使われる．臨床では診断仮説を立てるときの病態を整理する場合に用いることが多い．特に，病歴を直線上で時系列的に整理するときなどは，この時系列型の分類を使うことで症状同士の関連や患者自身に起こったイベントとの時間関係が理解しやすくなる．時系列型の亜型にPDCAサイクルなどで用いられるサイクル型がある．

❹グループ型

　古典的にはベン図がこの代表格である．特徴ごとに全体を分類し，それぞれの分類に共通項がある場合はグループが空間的に重複することもある．

❺並列型

　要素を並列にして考える方法である．この方法の代表的なものが語呂合わせである．語呂合わせは他のフレームワークと違い，作成者の想像力やユーモアなどをフレームワーク自体に持ち込むことができるため，教育に楽しさとインパクトを付加するという意味でも教育効果が高いと思われる．本書では多くの語呂合わせが「戦術編」で登場する．長く使われる，人気のある語呂合わせを作る秘訣は，語呂合わせ自体がそのトピックと関連している，またはインパクトのある語呂合わせであることが挙げられる．せっかく作成した語呂合わせがあまり日の目を見ずに葬り去られる理由は，語呂自体がトピックと関連していないため想起しづらかったり，覚えにくかったりするというような理由が挙げられる．語呂を作成する際は，語呂に用いる文字列は，そのトピックそのもの〔戦術編Ⅲ「Bronchiectasis（気管支拡張症）」（239頁）参照〕かそれに関連する単語・文章に限定（同「Non-resolving pneumoniaの鑑別」など）して考えるという前提にすると，語呂合わせ作成の時間効率がよい．

シンプルにまとめるルール

　フレームワークを作成する際に1つ守るべきルールがある．それは「なるべくシンプルにする」というルールである．分類は数を増やすほど整理しやすくなるかというと，その逆かもしれない．作成するときはそれでもよいが，実際には数が多すぎる

と記憶に残りにくく，思い出すのに時間がかかるからである．

　人間の脳には瞬時に理解できる数の限界がある．その数は7．これはプリンストン大学の心理学教授ジョージ・ミラーによる短期記憶についての研究がもとになっているが，平均的な人間が脳の短期記憶領域に維持できる数字の上限は7±2だという．これをマジカルナンバー7という[62]．

　とはいえ個人的実感としては，より緊急時や，経験の少ない研修医などが瞬時に想起できる数はせいぜい3つ程度と考えている．それだけに，分類もできるかぎり3つ程度のグループに大別できるような切り口の分類法に頭を悩ませるのがよいだろう．いずれにしろフレームワークも分析的思考であり，その短所である記憶を呼び起こすときの時間のロスを最小限にしたい．

臨床で役立つフレームワーク

　語呂合わせは最も手軽に作成できるフレームワークである．誰でも気軽に作ることができ，またその性能やでき映えは作成者に多くの情報や能力を要求しないことから，その現場での有用性を考えると作成には習熟しておきたい．繰り返しになるかもしれないが，誰にでも好んで用いられ，長く残っていく語呂合わせは「思い出しやすい」，「可能なかぎりシンプル」である．前者を心がけるポイントは，語呂合わせのアナグラム自体がそのトピックに関連するものが望ましい．そのほうが思い出しやすいからである．

系統的鑑別 MEDICINE（病因論による分類）

　さてこの項の最後に，実際筆者が個人的に頻用するオリジナルの総論的フレームワークを参考として記載する．

Key Mesh | **系統的鑑別 MEDICINE（病因論による分類）**

MEDICINE

Mental ──── 精神疾患
Endocrine/Metabolic ──── 代謝内分泌疾患
Drug ──── 薬物/毒物
Inflammatory ──── 炎症（感染，免疫）
Current disturbance/diversion ──── 流れの異常
Iatrogenic/Traumatic/Foreign body ──── 医原
Neoplastic/Infiltrative, **N**eurology ──── 腫瘍，神経性
Else ──── その他

実際の使用

　直観的診断で行き詰まったときや鑑別が広範にわたるとき，分析的思考のなかでもできるかぎり多くの疾患をカバーするフレームワークを用いる．その1つがこの病因論のフレームワーク，**MEDICINE** である（表8）．単独のフレームワークとしては disease map（後述）内部を最も広範囲にカバーするものの一つである＊．すべての病態を **MEDICINE** の8つの分類で分別している．

　一般によく知られる病因論からの鑑別としては **VINDICATE** や **SWEET CANDY** などがある．**MEDICINE** も他のものと本質は同じだが，その語呂の覚えやすさ，current という新しい概念を含んだ点や，先天性，変性，遺伝性などの遭遇頻度の低いカテゴリーを前面に押し出さない点などが特徴である．

　MEDICINE フレームワークの使い方は **VINDICATE** などと同様に，**MEDICINE** のそれぞれの分類の中に，その患者の症状やプロブレムが合致するような診断名が存在するかを順に検討していくというように使う．例えば，AとBという症状を訴えた患者で，Mental のカテゴリーで合致しそうな鑑別診断はaとb，もし Endocrine/Metabolic のカテゴリーで合致しそうな鑑別診断ならc，d，f...という具合である．

MEDICINE の展開　　　　　　　　　　　　　　　　　　　　　　　表8

Mental　精神疾患

精神疾患全般．身体疾患の診断を考えるとき非身体疾患に注意を払うことは非常に重要であり，その逆も然りである．その重要性から語呂合わせの先頭に据えた．

Endocrine/Metabolic　内分泌・代謝

この項はさらに以下の代表的な項目ごとに具体的な鑑別を考える．

GLUT-HUBS

Glucose　　　———血糖異常が原因ではないか
Liver　　　　———肝臓が原因ではないか
Uremia　　　———尿毒症・腎障害が原因ではないか
Thyroid　　　———甲状腺機能異常が原因ではないか
HPA (Hypothalamus-Pituitary-Adrenal) related
　　　———視床下部-下垂体-副腎ホルモン関連の異常が原因ではないか
Uric acid metabolism　　　———尿酸（核酸）代謝異常が原因ではないか
Bone metabolism　　　———骨・カルシウム代謝異常が原因ではないか
Scarce disease　　　———稀な病気

Drug　薬物・毒物・電解質・栄養

この項はさらに以下の項目ごとに分ける．

Nu TDL (New Tokyo Disney Land)

Nutrition　　———栄養（炭水化物，蛋白質，脂質，ビタミン，ミネラル）
Toxic　　　———毒物
Drug　　　———薬剤　＊薬物同士の相互作用にも注意
Lytes　　　———電解質異常

Inflammatory　炎症

この項はさらに以下の項目ごとに分けて具体的に鑑別を考える．

MEDICINE の展開（つづき） 表8

Infection ───感染（細菌，ウイルス，真菌，寄生虫，他）
Immune ───免疫───自己免疫（含アレルギー，脱髄）および
　　　　　　　　　　　　免疫低下（細胞性免疫，液性免疫，補体）

Current disturbance/diversion　流れの異常

体内にはさまざまな物理的交通（流れ）がある．その流れが何らかの異常を来すときに症状が起こる．具体的には以下が挙げられる．

ABCDEF-RUV of Current

Airway　　　　───気道
Blood　　　　 ───血液自体の問題（骨髄や脾臓も含む）
CSF　　　　　───脳脊髄液
Digestive（含 Biliary）　───消化管および胆道
Electric　　　───電気（つまり神経伝導）
Fistula　　　 ───瘻孔，近傍臓器同士の交通
Reproductive　───生殖器
Urinary　　　 ───尿路
Vascular　　　───血管

- ABCDEF-RUV の一つひとつが具体的な解剖学的交通経路の名称である．
- ABCDEF-RUV のどれかが閉塞・遮断や穿孔などの交通異常 TROP〔Tear, Torsion, Rupture, Obstruction, Perforation, Penetration：詳しくは「戦術編Ⅱ 発症様式で絞り込む」（154頁）を参照〕を来すことで症状が出現する．
- Current のカテゴリーが特に頻出するのは「難治性」「治療抵抗性」「反復性」の病態が原因であることが多い．各論では腹痛なども Current を考えると簡潔に整理できることが多い．「戦術編Ⅱ 発症様式で絞り込む」の「反復性」の項（154頁）や各論の「腹痛」（211頁）を参照．

Iatrogenic/Traumatic　医原性・外傷

Neoplastic/Infiltrative　腫瘍・浸潤性疾患

（次頁につづく）

Neurology	神経疾患
Else	その他

頭文字にEのつくもの4つを考える

Else 4

Epidemiology ────疫学
External ────外部
Ectopic ────異所性
Essential ────本態性

- **E**pidemiology (Age, Gender, Menstrual cycle a/w, Degenerative, Geography)
  疫学的特異性のある疾患を考える．年齢層や性別，性別特有の変化，高齢者特有の退行性変化，居住・旅行地域の切り口で鑑別が上がるかどうかを検討する．
- **E**xternal (Environmental/Exogenous material)
  環境因子や外因性のもの．アレルギーやFume (ヒューム) 吸入，異物
- **E**ctopic
  異所性のもの．異所性胃粘膜，異所性子宮内膜，迷入膵，髄外造血，脾症など．
- **E**ssential/Congenital/Idiopathic
  本態性．先天性や特発性の鑑別があるかもここで考慮する．典型的には，1) 若年者，2) 慢性・反復性・(進行性)，かつ 3) 原因不明の症状では，稀少 (稀な) 疾患の多くを占める先天的代謝異常 (Endocrine/Metabolic) の鑑別が挙がる可能性がある．先天性・本態性疾患などの稀少疾患は疑わなければ診断できない．稀少疾患を念頭に置く場合，筆者は Essential/Congenital/Idiopathic とそれ以外の MEDICINE のカテゴリー〔多くは Endocrine/Metabolic，ほかに Current (特に解剖学的異常)，Immune，Neurology〕との掛け合わせのカテゴリーで網羅的に考えるようにしている．

血管炎 (Vasculitis) の cluster

　もう1つ，汎用性が高く，多彩な症状を呈した患者の鑑別時にセーフティネットのように機能するフレームワークを紹介する．

本書ではある症候や疾患に似た鑑別疾患のグループを「クラスター（Cluster）」と呼んでいる〔cluster の詳細については後述の「戦術編Ⅱ Pivot and Cluster Strategy；PCS」（58～65 頁）参照〕．ここで紹介するのは血管炎（に似た鑑別疾患のグループ）の cluster である．Vasculitis の cluster にある疾患の本質は，全身のどこでも症状が出現し，臓器別にかつ多彩な症状を示すために，一見どれも似たような症状を呈することが多いことである．この疾患群を 2 つに分けると，全身にめぐっている臓器に関連する病気か，または全身どこに症状を出してもおかしくないような病気ということになる．前者は例えば皮膚，動脈，静脈，リンパ組織，血液細胞，骨髄などに病変を作る病気であり，後者は全身に症状を出す種類の感染症，悪性腫瘍や浸潤性疾患がその主なものである．

　多彩な症状を一元的に説明する疾患は時に診断が困難であり，そんな時に想起すべき疾患群がこの血管炎の cluster に含まれる疾患であることが多いという言い方もできる．その意味から，本書で多く登場する cluster のなかでもこの血管炎の cluster は特に重要な基本 cluster と考えている．

Column 　血管炎 cluster 疾患は特に診断の力が試される

　血管炎の cluster に感染症，膠原病・血管炎と腫瘍性疾患のカテゴリーの疾患が多く含まれることからも，各鑑別は一筋縄ではいかないことがよくある（このことからも，古典的不明熱の鑑別にこれらの疾患群の鑑別が挙がるのは理解できる）．理由の一つには，採血結果などの客観的指標だけで容易に診断することが難しい疾患が多いことが挙げられる．例えば，膠原病・血管炎疾患は診断・分類基準により診断がなされることが多い．抗核抗体，ANCA（Anti-neutrophilic cytoplasmic antibody）やリウマトイド因子をはじめとした血液検査の陽性・陰性だけでクリアカットに診断を議論できないこともよくある．"Tissue is the issue（組織こそが問題だ）"といわれるほど診断に寄与するはずの病理診断さえも，病理検体の妥当性や病理医の眼の感度・特異度によって診断が困難となるケースも多い（これは膠原病・血管炎に限らず腫瘍や感染症についてもいえる）．そのため病歴・診察所見や治療に対する反応性など，臨床経過を見ながら血液検査や病理所見と合わせて診断を狭めていく集学的な診断プロセスがこの疾患群には特に重要である．

Pivot & Cluster

血管炎(Vasculitis)の cluster

VASCULITIS PHARM

Vasculitis, **V**iral infection, **V**eterinarian related (Brucellosis)
————血管炎，全身性ウイルス感染症，獣医関連（ブルセラ症）
Adrenal insufficiency ————副腎不全
Sarcoidosis ————サルコイドーシス
Cholesterol embolism, **C**hronic active EBV infection
————コレステロール塞栓，慢性活動性 EB ウイルス感染
L**U**pus/Antiphospholipid syndrome
————全身性エリテマトーデス・抗リン脂質抗体症候群
Leukemia/Lymphoma
————白血病・悪性リンパ腫
Inflammatory bowel disease ————炎症性腸疾患
TB, **T**hrombotic thrombocytopenic purpura, **T**richina
————結核，血栓性血小板減少性紫斑病，旋毛虫症
Infective endocarditis/**I**nfected aneurysm with distal embolization
————感染性心内膜炎・遠位塞栓を伴う感染性動脈瘤
Syphilis, **S**jögren's syndrome ————梅毒，シェーグレン症候群
Paraneoplastic syndrome, **P**arvo B19, **P**MR
————傍腫瘍症候群，パルボ B19，リウマチ性多発筋痛症
HIV/**H**BV/**H**CV, **H**emophagocytic syndrome, **H**ypersensitivity syndrome
————HIV/HBV/HCV，血球貪食症候群，過敏症症候群
Autoinflammatory syndrome ————自己炎症症候群
Rheumatoid arthritis, **R**enal cell carcinoma, **R**ickettsia
————関節リウマチ，腎細胞癌，リケッチア
Myxoma (Atrial)/**M**yxedema (Hypothyroidism)
————左房粘液腫・粘液水腫（甲状腺機能低下症）

分析的思考を作動させるトリガーとなるいくつかの問い

分析的思考の出番は1) 直観的思考が想起されなかったとき，2) 直観的思考で診断を試みたが診断が正しいものでなかった場合，それに加えて3) 直観的思考の妥当性を評価するフィードバックの目的，と書いた．この3つ目の目的に焦点を当てる．直観的診断が行われたあと，その補足システムとして分析的診断思考で意識的に二重チェックすることは直観的思考を別の角度から客観評価・またはフィードバックすることになる．では，そのフィードバック機構としての分析的思考をいつ作動させるか．トリガー(引き金)になるのは以下の質問である．

Key Mesh　直観的診断に対し分析的思考を作動させるきっかけになる質問

Conquer BIAS（バイアスを征服せよ）

Context?
　　──診断がその患者の文脈(バックグラウンドや病歴)に沿っているか
Bias?　──バイアスがかかっていないか
Input?　──情報のインプットは正しく十分か
Alternative/**A**dditive diagnosis?
　　──他の診断ではないのか・重複する診断はないか
Script?　──病型が診断仮説のスクリプト(型)に合っているか

Context?──診断がその患者の文脈（バックグラウンドや病歴）に沿っているか

気分不良で夕方救急外来に搬送された67歳の男性．自営で小さな和菓子屋を経営している．繁盛している店を年上の妻と二人で切り盛りしているため，定期の健康診断には行けないことが多かった．以前に糖尿病，高血圧と診断されたことがある．今回搬送されたのは，数週前から続く微熱，倦怠感に引き続き，来院当日は気分不良と

冷や汗が出てきたため，店を早めにたたんで病院受診を考えたが，ぐったりした度合いが非常に強く，やむを得ず妻が救急車を要請した．

来院時呼吸はやや大呼吸・頻呼吸，一応の循環動態は保たれていた．血圧は高血圧の影響か150/94（左），148/90と高かった．心窩部から臍にかけての違和感を訴えていた．診察上では直腸診で少量の下血，採血で中等度の腎障害と代謝性アシドーシス，高K，心電図でミラーイメージを伴うV1～3のST上昇を認めた．急性期の処置を施行したあと，研修医Aは患者の病態が糖尿病の遷延による腸管の血管障害で下血，それによる循環血漿量の低下に伴う冠血流の低下，そして糖尿病性腎症がベースの腎臓に加え，腎前性の障害が起こったものと考えた．

一連の急性期処置・対応を行いつつ，相談を受けた上級医Bは一連の病歴を訊き，大きなイベントが立て続けに起こっていることは年齢的にも複合的な原因が重なっている可能性が高いものの，念のため一連の病状が一元的に説明できないかと考えを巡らせた．また，複数の臓器に障害がわたっていることから，複数の臓器を障害するような病態（たいてい感染症か免疫関与の病態が多いが）が絡んでいる可能性も考慮した．

しかし，上級医Bが研修医Aの推論に最も違和感を覚えたのは，診察時に糖尿病性網膜症を疑うような眼底の所見がなかったことを訊いたときだった．付き添いの妻に訊くと，本人が目の症状を訴えたことはなかったとのことだった．一方，神経症状として両下腿の動きづらさと感覚低下を2カ月前からわずかに訴えていたとのことだった．神経症状がありそうとはいえ，網膜症がない状態で腸管の血管や腎臓など全身に障害を来すとは思い難い，そう上級医Bは思い，すべての病態の根源を糖尿病で説明することが難しいのではないかと考えた．そこで，「全身を侵す病気の鑑別と，その鑑別に基づいた病歴・診察を考えてみるのはどうだろうか」と研修医Aに提案した．その他の病歴としては，半年前に胆石を伴わない胆嚢炎で外来を受診し，1週間ほど入院したが保存的加療で軽快したとのことだった．

入院当日は上部消化管内視鏡を行い，胃および十二指腸に数箇所の活動性の潰瘍を認めた結果だった．

その夜，全身管理のもと状態は安定しかけていた．しかし深夜，治まっていた出血が今度は下血でなく，紅赤色の血便となって再び現れた．幸いにも翌朝には血便が治まり，状態も安定した．早朝に研修医Aが回診を行い，丁寧に病歴と身体診察を取り直したところ，昨晩は暗がりの中診察したためかよくわからなかった患者の両膝の下に複数の網状の皮疹がうっすら出ているのに気づいた．よく見ると下腿のほうにも小さい皮下結節があり，圧痛を伴っていた．この所見は入院時には気づかず，特筆事

項として研修医Aはカルテにこの所見を残した．

その日施行した下部消化管内視鏡では，上部内視鏡と同じく多発性の潰瘍が明らかになった．

ここまでで研修医A，そして上級医Bは何を考えただろうか．

担当チームのカンファレンスのあと，チームが行った検査は皮膚生検だった．数箇所の皮下組織まで含めた生検の結果，この67歳の和菓子屋主人を襲った病気は結節性多発動脈炎という診断と確定した．

上級医Bの思考が研修医Aの思考と違ったのはどこだったのだろうか．研修医Aの，糖尿病による多臓器障害という直観的診断を，上級医Bはどこかバックグラウンドに合わないと判断し，あらためて「全身を侵す病気」というフレームワークで考えてみるようにフィードバックした形跡がわかる．結果，研修医Aは患者の両下腿のわかりにくい皮疹を見つけ，それを生検することで診断につながったことになる．振り返れば今回の症状が結節性多発動脈炎の診断で説明がつきそうである．無石性の胆嚢炎も，胆嚢動脈を侵しやすいとされる本症で説明できるかもしれない．患者の病歴の文脈（context）に合わないことが何かあるとき，それを疑わずに無理に診断を枠にはめようとすると，その先の真実はまったくわからなくなる．問題の矛盾点を疑い，あらためて丁寧に分析的に問題を整理すると解決の糸口が見えることがある．

Pearl

無理を通せば道理は闇の中．

Bias?─その診断仮説はバイアスがかかっていないか

Availability bias（利用可能性バイアス），anchoring（アンカリング），premature closure（早期閉鎖），attribution bias（属性バイアス），感情やストレスによるバイアスや診断者が特異的に陥りがちなその他のバイアスによる交絡を受けていないかをあらためて考える．特定のバイアス（例えばavailability bias）が考慮される場合，それを除外できるか含めて分析的思考を意識すればよいし，仮にバイアスの交絡の有無がわからない場合でも同様に分析的思考を考慮すればよい．

Input?―情報のインプットは正しく，かつ十分か

　診断の根拠となる病歴・身体診察や検査などの臨床データは妥当かつ十分に収集されているかを考える．"Gavage in, gavage out（ゴミを入れたらゴミが出てくる）"という言葉がある．不要・適切でない情報のインプットがあれば，いかに診断の思考回路が優れていてもアウトプットは適切でないものが出てきてしまう．必要な情報が足りないというときも同様のことが起こる．ここでいう情報とはすべての臨床情報（病歴，身体所見，検査データ）である．病歴や身体所見が不十分・不適切であれば診断は難しいし，適切な検査データが取られていない場合や余計な交絡因子となってしまうようなデータを重視して取り上げることが診断を歪めてしまうおそれもある．同様に，明確な目的のない絨毯爆撃的な検査の乱射が臨床医の目をくらませてしまいうることがある．これは，大量のデータが臨床医の処理能力を超えてしまうために本来の判断力が発揮できなくなって起こる現象と考えられる．

Alternative/Additive diagnosis?―他の診断ではないのか/重複する診断ではないか

　そもそも疑っている疾患Aが実は疾患Bだった，つまり，見た目はAのような顔をしていながら実はBだったということがありえないのかと，疾患Aを直観的にひらめいたとしても他の可能性も考える．例えば急性の咽頭痛と発熱で来た患者が，喉はそれほど赤くないし，例えばウイルス性の咽頭炎を疑いつつも，他の可能性かを考慮したことがきっかけで咽後膿瘍を見つけた，というような例である．別の例では，ウイルス性の咽頭炎はあったかもしれないが併存した，またはそれに引き続いて起こった肺炎，というように，1つの診断に隠れてもう1つ別のものが隠れていないかを疑うことも，隠れた診断を引き出すうえで重要な問いかけである．この問いかけは再度，pivot and cluster strategy（PCS）の項目でも触れる．

Script?―想起した疾患が診断仮説のスクリプト（型）に合っているか

　自分が行った（直観的）診断仮説で現在の患者の状況が医学的，論理的に説明できるものかという問いかけを常に行う習慣をつけておくことも，バイアスを回避するうえで有用な方法である．特に，一つひとつの病気の典型的な病像や表現型を各論的に理

解し，それを実際の目の前の患者に照らして考える習慣をもつことは重要である．それが，仮説診断をしたときにその典型的な病像に合う（即している）ものか，またはその典型例に合わないかを判別することになる．前者と判断すればその仮説診断の妥当性は増すが，後者の判断であれば「合わない」ことが別の鑑別疾患を考えなければならないことを意味するかもしれない．そうなると，もはや直観だけでなく分析的思考を作動させて鑑別疾患の漏れがないかをあらためて考えることになる．

Pearl
診断をあきらめるな．

戦略編 II
Strategy II

新しい診断戦略

――本章では，近年発表されて間もない診断戦略のいくつかを紹介する．まだ新しい概念ではあるが，現場で強力な威力をもつ戦略が多い．習慣づけることが診断力の向上につながるだろう．

逆転の発想で，状況を打開する

System 3
ラテラル・アプローチ

ラテラルとは何か

　ラテラル・シンキングは英国のエドワード・デ・ボノにより広められた考え方で，40年ほど前に日本にも「水平思考」という名前で革新的な発想を生み出すための思考法として紹介された．

　ラテラル・シンキングはロジカル・シンキング，つまり文字どおり物事を論理的に考えたり，論理的に説明したりするための方法論の対立概念である．例えば，「東京メトロのチケット券売機での混雑をいかに減らすか」の解決策を，「券売機の数を増やす，券売機の発券スピードを速くする」といった分析的に掘り下げる考え方がロジカル思考〔垂直（論理）思考，つまり分析的思考〕とするのに対し，「そもそも並ばずにチケットレスにしたらどうか」というように，問題に対しまったく違った観点・側面からアプローチする思考法である(図6)．

　高度成長による大量生産，規模の拡大を求められる時代が続いたことで，効率性アップと相性のよいロジカル・シンキングが重宝された．ところが，近年の情報の爆発的な増大，多種多様な製品の存在，商品寿命の短期化などで企業の課題である売上増・利益増が難しい時代になった．ロジカル・シンキングだけでは自由で独創的な発想が生まれにくいとして，それをカバーする思考法ともいわれるラテラル・シンキングが再び脚光を浴びてきた．

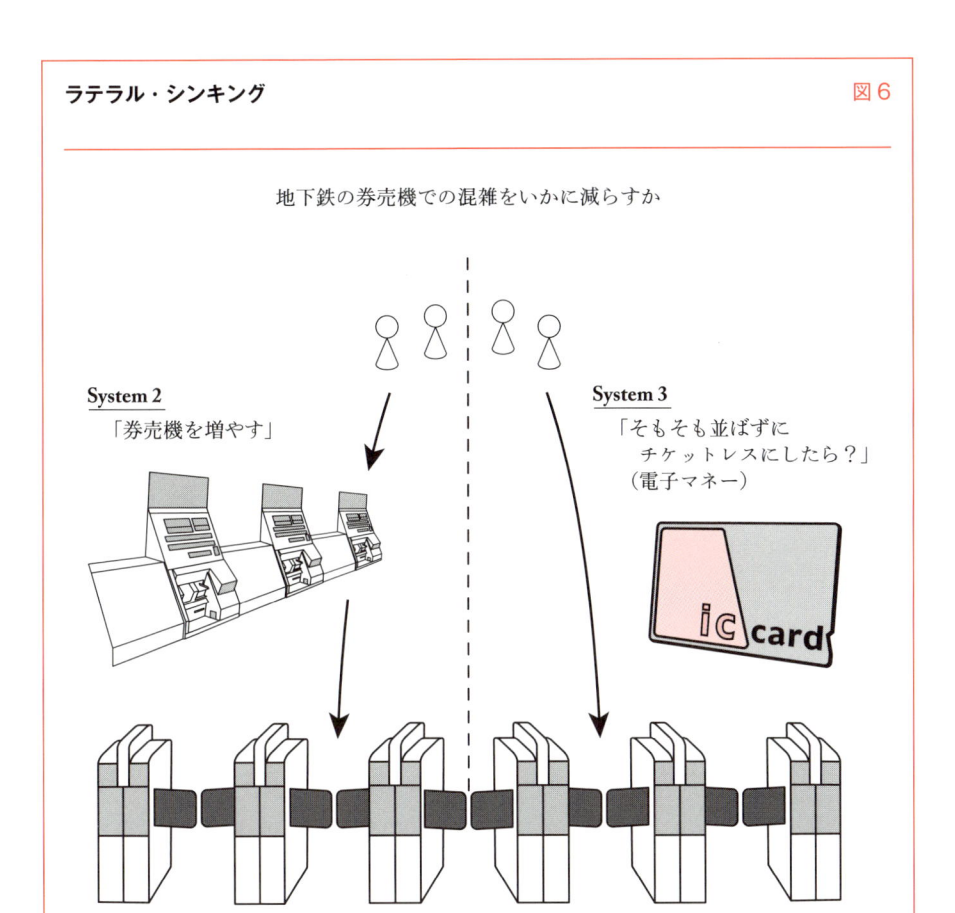

ラテラル・シンキング　　　　　　　　　　　　　　　　　　　　　　　図6

地下鉄の券売機での混雑をいかに減らすか

System 2
「券売機を増やす」

System 3
「そもそも並ばずに
　チケットレスにしたら？」
（電子マネー）

　現在の診断プロセスの一つは直観による直観的思考，他方は分析的・論理的思考による dual process，たいていはこの両方を使い分けながら診断の作業が行われていることは前述のとおりである．ここでは旧来の dual processes モデルに加えて，患者から診断を直接引き出す方法（System 3）を提案したい[63]．例えば，患者の解釈モデルを訊いたり，どうしてその診断を考えたのか，どうして受診をしたのかといった診断や受診自体に対する根本的な理由を訊く質問が思わぬ方向から診断を決定づけることがあり，これは直観的思考とも分析的思考とも違う診断アプローチといえる．

発想の転換

　ラテラル型のプロセス，ラテラル・アプローチとしていくつかの例を紹介する．ラテラル・アプローチを冒頭で紹介した登山の方法に例えると，山の頂点を目指すのに道なき道で最短距離を行く直観的思考とも多少曲がりくねっていても舗装された道を行く分析的思考とも違う．山を登るのではなく気球で頂上に直接アプローチするような，いわばまったく違った発想である(図7)．

　直観的思考と分析的思考の2つのプロセスの共通点はいずれも患者から得られた情報をもとに診断を考えることだが，ラテラル・アプローチは直接患者から答えを引き出していくという，直観的思考や分析的思考とはまったく異なる第3の診断プロセスといえる．ラテラル・アプローチに該当する別のアプローチもまだ発見される余地はあるかもしれない．

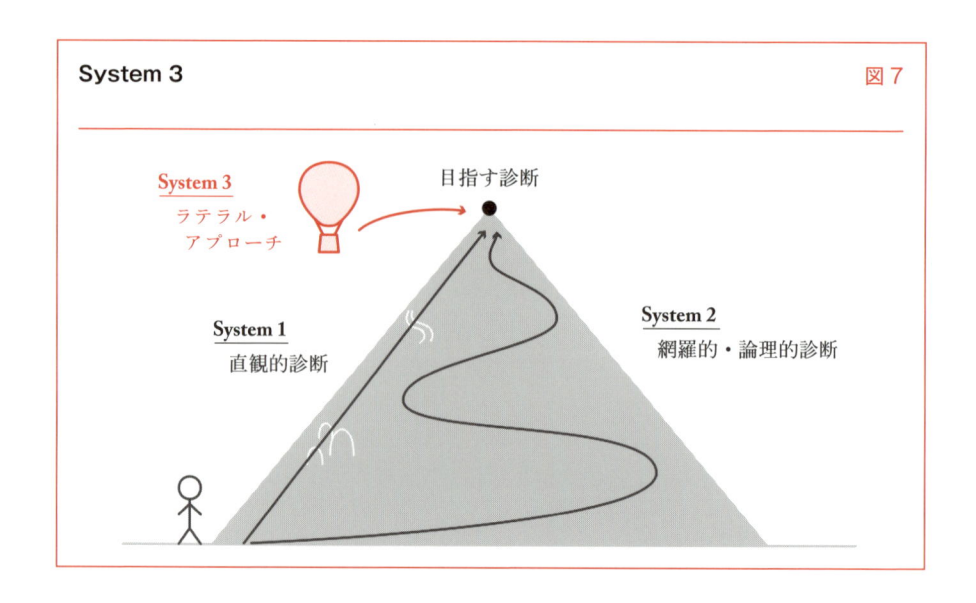

図7

Episode 「何が原因ですか」

52歳の男性が深夜に左下腹部の激痛で来院した．あなたは患者に対し最初の質問で「何が原因だと思いますか」と訊いた．患者は「この痛みは尿路結石に違いないです」，「それはどうしてですか」と訊くと，「ええ，前にも同じようなことが数回あったからです」と答えた．

解説

この場合，尿路結石の診断の可能性は非常に高くなる．

患者に直接に診断を訊いてみることで，患者側から診察のきわめて早期に診断を引き出すことができるかもしれない．また，患者がおぼろげながら疑っている何らかの原因があったとしても，患者とともにフローチャートなどを書きながら「なぜそう思ったか」などと一つひとつの情報を整理していくとより診断の方向性がつかめてくることもある．「なぜ・そもそもどうしてこの時期に受診に至ったのか」といった質問を効果的に使うことも，訊かなければ引き出せなかった問題まで明るみに出し，診断はもとよりその患者が根源的に抱える状況まで浮き彫りにすることもできることがある．

Episode 「思い当たることはないですか」

米国の病院での話である．カリフォルニア在住の42歳ヒスパニック系米国人男性が，ERに顔面の軽いむくみと筋肉痛と全身の発疹で来院した．ERではその症状から何らかの原因によるアレルギーだろうとアナフィラキシーの治療がなされ，念のため経過観察目的でそのまま入院となった．しかし翌日になっても症状は変わらず，むしろやや悪化する印象だった．身体所見上では結膜充血と爪床出血 (splinter hemorrhage) が出現した．アナフィラキシーとしては症状が合わないし，何より症状が悪化しているということで，病歴を再度洗い直した．患者はぐったりしていたものの，幸い病歴のコミュニケーションをとることができた．「この病気はなんだと思いますか」という問いに，患者はそれがわかったら苦労しないさとしんどそうに苦笑いした．こちらは正直に，「現時点で確定した診断がついておらず，あなたの症状を解明するのに何かさらに決定的なヒントが必要で，だからこそ一つひとつの情報がと

ても大事なのです．もし何か思い当たることがあればどんな小さなことでも教えてほしい」そう伝えた．そこからはカレンダーを取り出して，病歴を洗い直していった．このように全身に症状を出す疾患で急性の発症であるため，おそらく感染症や血管炎などのカテゴリーは可能性が高いに違いないと考え，1ヵ月前くらいまでさかのぼりながら病歴を訊いていった．医師側だけのアプローチでは限界がある．患者とともに，互いの視点から協力し合いながら診断を追い詰めていこうという発想で取り組んだ．最初の15分こそ患者も「この医者は患者に診断を尋ねるなど大丈夫なのだろうか」という雰囲気だったが，こちらが腰を落ち着けて本気で病状を明らかにしたいという熱意が伝わると，より協力的にコミュニケーションに応じてくれ始めた．そしてその結果，ついに診断の決勝点に到達する瞬間が訪れた．「そういえばこの日だったか」患者はカレンダーのちょうど7日前の日を指し，「この日あたりから何だか調子がおかしいような気がしていた…そういえばこの日知り合いのハンターが珍しい肉を持って来て，それに当たらなければいいなんて話していたよ．しっかり焼いたからたぶん大丈夫だと思ったけど，それとは関係ありそうか？」，「それは何の肉でしたか」，「熊だよ」．その当日すぐに採血が行われ，無事この患者には旋毛虫症の診断がついた．

解説

この例でも，対話を軸に，患者にも診断をともに考えてもらうというアプローチが効果的であった．後述する"病歴の4C"（90〜100頁）のうちのcontrol（病歴時のコミュニケーション）の中心をより患者側にシフトし，そこを起点に診断に直結する情報を詳細に訊いていくということである．例えば旋毛虫症の経験が豊富であれば，直観的思考でこの病気を迅速に診断できたかもしれない．または，それほどこの病気の経験が多くなくとも，いくつもの症状がそろってくれば分析的思考を駆使してどうにか診断ができたのたかもしれない．しかし，誰しもが旋毛虫症という比較的稀な診断を想起し「熊の肉を食べましたか」などというclosed questionまで行き着く可能性は低いだろう．鑑別を想起しなければ疾患特異的な質問はできない．しかしこのように一見診断不可能に見える診断も，ラテラル・アプローチという別の角度からのアプローチが鋭い効果を示すこともある．この症例はラテラル・アプローチの可能性を一つ明らかにした経験であり，その根本には病気との戦いを真摯に，あきらめない心が大事だということも実感させられた経験となった．

ラテラル・アプローチのメリットとデメリット

メリット…スピード

　直観的思考と分析的思考にそれぞれの長所，短所があるように，ラテラル・アプローチにも利点と欠点がある．まず利点は何より直観的思考を凌ぐスピードである．場合によっては病歴の最初の質問で診断に直結することもありえる．そのため，病歴の最も早い段階でラテラル・アプローチにより仮診断が得られれば診療は一挙にスピードが上がる．実際に筆者は病歴のごく初期にラテラル・アプローチを用い，患者の解釈モデルを訊くなどを行い診断の迅速化に努めている．

デメリット…バイアス

　ラテラル・アプローチの欠点は直観的思考と似ている．患者の話にアンカリングしてしまうことによる認知バイアスが考えられる．

ラテラル・アプローチ提案の目的

　ラテラル・アプローチを第3の思考として提案することは単に分類の目的ではない．古くから使われる有効な質問の数々をもう1つの別の思考の形式としてクローズアップすることでこれらの質問を頻用することにつながり，意識的に他の2つの思考と補完的に使い分けることで迅速で効果的な診断が可能になると考えている．

ひらめきながらも疑う，ハイブリッド診断戦略
Pivot and Cluster Strategy（PCS）
ピボット・クラスター戦略

正しく診断したと思ったが，実は…

　今あなたの目の前に，特に既往のない32歳女性が数時間前からの右下腹部痛を主訴に救急搬送されてきた．この患者の診断は何だろうか．あるいは2週間前から続く微熱と食欲低下，頭痛，大腿痛，嘔気，軟便で独歩来院した77歳男性．診断は何だろうか．

　病歴（あるいは身体診察や検査値，またはそれらすべての情報）を訊いた時点であなたが直観的診断で想起したものが上記の患者でそれぞれ虫垂炎，腸腰筋膿瘍を伴う感染性心内膜炎だったとする．しかし，実際の診断は別のものだったという経験はよくある．

　急性の右上腹部痛で来院した患者を虫垂炎だと診断したものが実は卵巣茎捻転，異所性妊娠破裂や骨盤内炎症性疾患だった，また腸腰筋膿瘍を伴う感染性心内膜炎と思っていたものが実は悪性腫瘍関連の高カルシウム血症だった，というような場合である．このように，疑った診断と実際の正しい診断の症状が似通っているために直観的診断を誤りやすいケースは臨床医にとって大きな挑戦である．

直観的診断のエラーを許容し，より精度を高める

　症例に出会ったとき，通常は「この患者の症状の原因は何だろう」という発想が働くのは自然である．病歴をはじめとした情報収集が進むにつれ，その情報をもとに，臨床医の頭の中には「きっとこの患者の診断は◎◎ではないだろうか」という直観的診断が浮かぶことがある（いつまで経っても浮かばない場合は分析的思考の出番になる）．直観的診断が浮かんだとき，その浮かんだ疾患は経験に基づく直観であり，もともと浮かばない数多くの診断名よりも妥当である可能性が高い．その診断が正解か否かは別にして，その診断が臨床医にとってはその時点で最も考えられると思っている病名である．

　直観はしようと思ってできるのではなく，不可避にひらめく・ひらめいてしまうものである．この直観的診断をもとに，その診断の精度と妥当性をさらに高めるためにはどうしたらよいのだろうか．そのチャレンジに応えるため，2008年に開発したのが pivot and cluster strategy（PCS）という診断戦略である[64]．

　最初の直観的診断を軸（pivot）の診断とし，その病気に"表現型"（症状や身体所見や検査所見の全体像）が近い鑑別疾患群（cluster）を自動的に鑑別群が挙がるようにしておくのである．直観的診断（System 1）を想起すると同時に，あらかじめグループ化した似通った鑑別疾患のグループ（cluster）を同時に頭の中に展開する（分析的思考）ということである．つまり直観的思考と分析的思考を同時に行う，ハイブリッド型の新しい診断戦略といえる．こうすることで救急の現場でも一般外来でも病棟でも，最も考えうる疾患にアンカリング（引きずられる）されることなく，その疑い疾患の鑑別疾患（cluster 疾患）を意識し，それを除外するための介入を早い段階で行うことができ効率的かつ安全度が高い．

　PCS を臨床現場でのどのように使うかを示す．例えば，右側腹部の突発的な痛みで来院した68歳男性に尿路結石を疑うとする．その cluster である腹部大動脈瘤，急性膵炎，腎梗塞，急性胆嚢炎などを同時に頭の中に展開し，尿路結石を疑った腹部超音波のときに他の cluster 疾患も同時にスクリーニングすればよい．もし診断がどれも違いそうであれば，cluster の半径をさらに広げて同じような症状を呈する疾患〔ここでは例えば近傍の解剖（上行結腸，分枝動脈，副腎，肝臓など）の急性疾患〕を考えるというようにアプローチする（図8）．

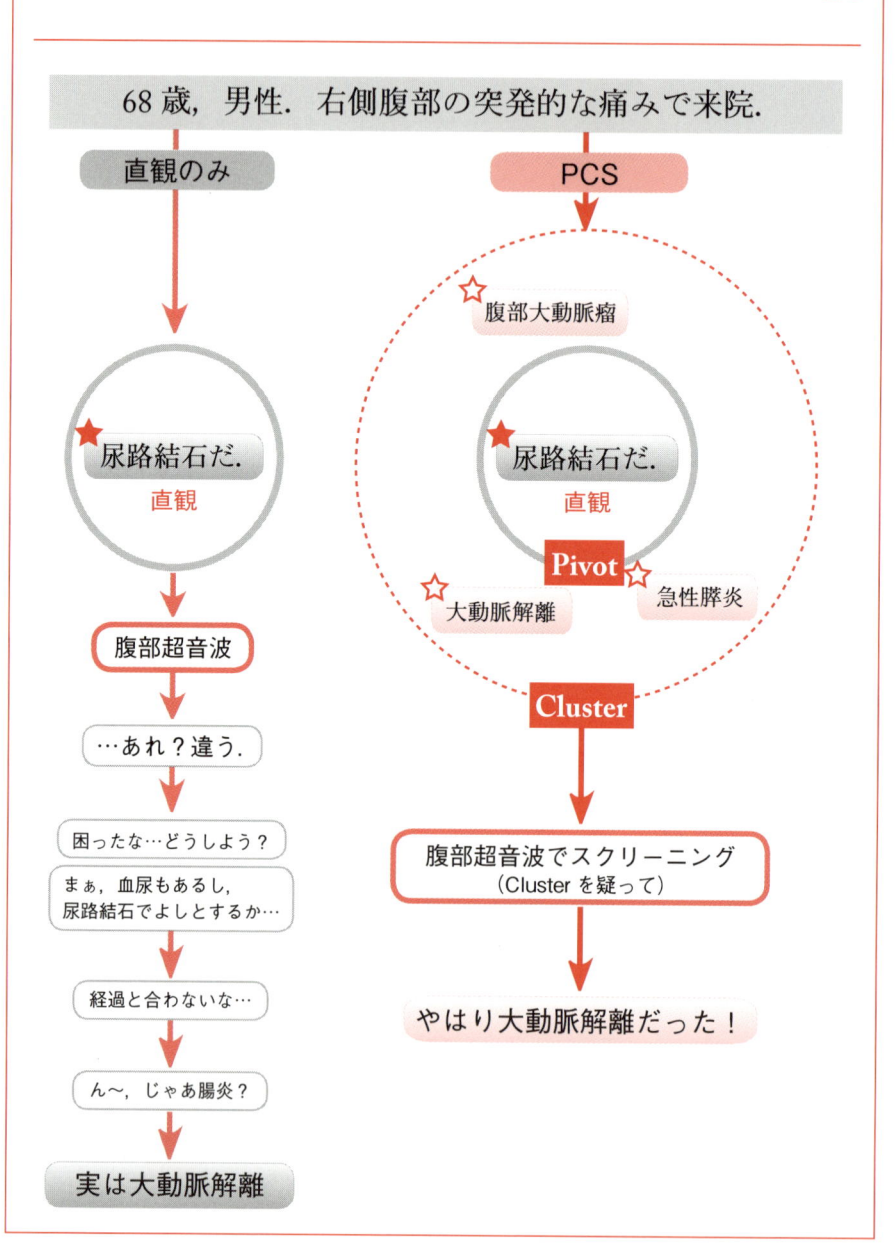

PCS の概念図　　　　　　　　　　　　　　　　　　　　　図8

68歳，男性．右側腹部の突発的な痛みで来院．

直観のみ

↓

★ 尿路結石だ．
直観

↓

腹部超音波

↓

…あれ？違う．

困ったな…どうしよう？

まぁ，血尿もあるし，尿路結石でよしとするか…

経過と合わないな…

ん～，じゃあ腸炎？

↓

実は大動脈解離

PCS

↓

☆ 腹部大動脈瘤

★ 尿路結石だ．
直観

Pivot

☆ 大動脈解離　　☆ 急性膵炎

Cluster

↓

腹部超音波でスクリーニング
（Cluster を疑って）

↓

やはり大動脈解離だった！

Column PCS の理解のために：disease map

PCS の概念図を図9に示す．現存するすべての診断名を分布させた "disease map（病気マップ）" がここにあるとする．Map 上の診断名は，それぞれ臨床上の表現系が似ているものが近くに分布している．つまり，似た症状や所見を呈す病気同士が地図の近くに分布しているということである．直観的診断により仮診断した疾患（pivot diagnosis）を星印（★）で map 上に打つ．（下図：左）その pivot を中心とした一定の距離の円を描くと（下図：右），その中に pivot の疾患と臨床上の表現系が近い疾患の一群が分布することになる．これが pivot 診断に付随する cluster である．

Pivot から cluster が浮かぶのは例えるならちょうど，軍事レーダーの索敵範囲の中に存在する陰影が敵の位置を明示するようなイメージである（実際は鑑別診断が見つかるのでなく，自力で円の中の鑑別群を展開する）．このように，pivot 診断と同時に自動的に cluster を想起することが疾患特異的な鑑別診断を考えることで直観的診断の pivot に仮にバイアスがかかり，似たような疾患を逃したとしても cluster の中に逃した診断が入っている可能性が高い．結果的に診断の妥当性が上がることにつながる．Cluster の半径の設定は診断の術者の判断により異なるが，前述のように一般に鑑別診断の絞込みが難しい場合ほどその半径は大きくなる傾向である．

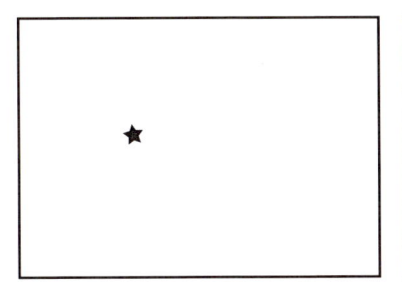

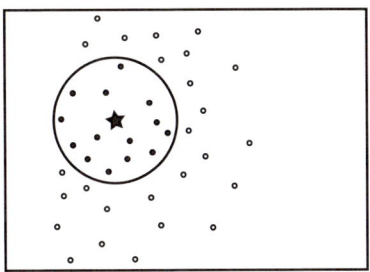

Pivot と Cluster　　図9

Pivot と Cluster の例　　　　　　　　　　　　　　　　　　　　　　　　　表9

Pivot	Cluster
肝性脳症（意識障害）	低血糖，低ナトリウム，頭蓋内出血，乳酸アシドーシスなど
急性虫垂炎（若年男性）	右側憩室炎，メッケル憩室炎，急性盲腸炎，炎症性腸疾患
リウマチ性多発筋痛症	関節リウマチ，SpA，FMS，RS3PE 症候群，甲状腺機能低下など
骨粗鬆症による腰椎骨折	骨転移，多発性骨髄腫，椎体炎，関連痛
脳梗塞（運動麻痺）	低血糖，片頭痛，脳出血，Todd's 麻痺，てんかん発作など
うつ病	甲状腺機能低下，副腎不全，前頭葉腫瘍など

SpA（spondylarthritis）：脊椎関節炎
FMS（fibromyalgia syndrome）：線維筋痛症

　Pivot と cluster の例を表9に示す．このように，pivot に対する cluster をいつも再現性をもって自動的に想起・展開できるために，ある疾患を pivot としたときの cluster は何か，いつも整理する習慣をつけておくことが望ましいだろう．

PCS を使えば数多くの鑑別を網羅できるようになる

　PCS を使うと，鑑別疾患を数多く挙げることが非常に容易になる．図10のように，最初に挙げた cluster の中の1つの鑑別疾患を pivot とすれば，さらにその pivot の cluster を展開できる．つまり，鑑別を増やすのは最初の pivot（★）の半径を単に大きくするだけでなく，最初の cluster 内部の疾患を pivot にすることで円中心の違う cluster を複数展開して展開範囲を拡大するという方法でも可能ということである．後者のほうが効率的に鑑別を増やすことができるのは直観的に想像できると思う．

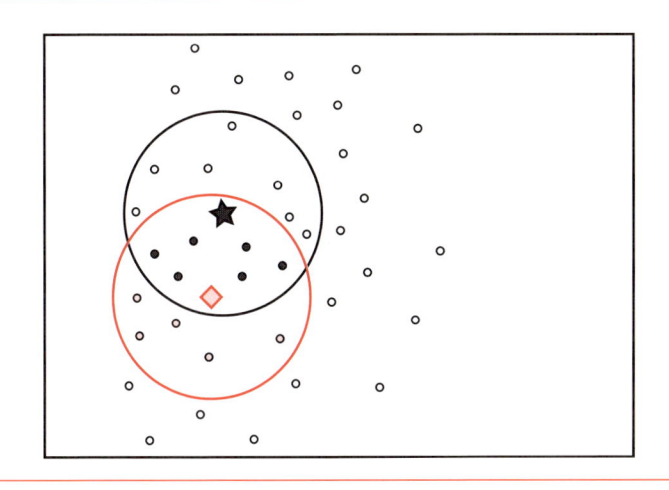

Pivot と Cluster の展開　　　　　　　　　　　　　　図 10

PCS のメリット・デメリット

メリット…迅速性と網羅性

　PCS はひと言でいえば，直観的思考と分析的思考の合わせ技である．直観的思考による診断に関連のある分析的思考を同時に展開させるため，直観的思考の迅速性を維持し，かつ分析的思考の網羅性も実現できるという点が最大の特徴である．PCS のスタイルは従来の「主訴から考えて，見落としてはならない don't miss diagnosis（見落としては危険な疾患）を毎回展開させる」という"最初から分析的思考"の方法と違い，まず直観に従った仮診断が最初に想起されるところから診断過程が始まるため，日常的に臨床医が用いる思考回路としてより自然でスムーズな印象がある．また最初から分析的思考のアプローチを使うのではなく，最初に挙がった直観的診断に対する特異的な鑑別診断を展開することで，時間がかかり特異性が弱い分析的思考の網羅的診断法よりも特異的かつスピーディなアプローチが可能になる．

　PCS のメリットはそれだけではない．PCS を分析的思考による鑑別と併用することで分析的思考の網羅性をさらにきめ細かくすることも可能である．多くの鑑別を挙

げなければならないような診断が困難な例において，例えば「全身倦怠感」が訴えの中核にあるようなケースでは **MEDICINE** のフレームワークなどを使用して広く鑑別を考えることがある．**MEDICINE** を使用するなか，I（inflammation）で血管炎が挙がった時点で，血管炎を pivot に血管炎の cluster を展開することで〔mesh layers approach（MLA），71～73 頁参照〕さらに効果的に鑑別を広げることが可能である．

デメリット…Pivot は経験に依存する

　PCS も万能ではない．もともと経験の少ない学生や研修医ではそもそも想起する pivot 自体が頭に浮かばない場面も多いだろう．このように pivot が想起されない（＝直観が働かない）場合は，より網羅的な分析的思考を優先させることで鑑別診断を展開させることができる．直観的思考でうまくいかなかったら分析的思考を利用するという原則に従うのである．このことは，PCS に慣れた経験豊富な医師が目の前に pivot が想像できない患者が来たときでも同じである．直観的思考が難しいなら分析的思考という基本方針は変わらない．

PCS を習得するポイント

Pivot の設定

　PCS を習得するうえで学習者がしばしば直面する問題がある．1 つは，そもそもどのような疾患を pivot の指標疾患にすればよいのかという疑問である．PCS の理論上すべての疾患が pivot になりうるが，多くの場合，pivot になりやすい"有名疾患"をまず意識するとともにその鑑別診断群を整理する（cluster を作る）ところから始めれば，よほど膨大な疾患数を相手にするわけではないので，途方もない作業ということにはならないだろう．日常的に pivot になるような疾患の数は実はそう多くない．現場で頻用される pivot になるような疾患はたいてい availability bias（手近に思いついてしまう疾患を診断としてしまうバイアス）でアンカリング（決めつけ）してしまうような疾患である（前述のように，尿路結石や虫垂炎など）．Pivot は直観によるもので，使用者の頭の中にすでにある病気なのだ．初学者であれば，尿路結石や虫垂炎などの"有名な"pivot をいくつか抑えておけば，pivot にいつも cluster を付随して想起させる習慣を常にもつことで，再現性のあるバイアス回避が可能となる．

Cluster の作り方

　PCS を学ぶうえで学習者が直面するもう 1 つの疑問として，cluster をどう作ればよいのか，というものがある．各 pivot に対応する cluster の構成要素は，次の 3 つが中心となる．

> ❶治療が緊急性を要する疾患〔「戦術編Ⅰ　急性の症状で優先すべき 2 つの予後」（146 頁）参照〕
> ❷日常的に遭遇頻度の高い疾患
> ❸自分が見落としやすい疾患

　そこで，❶と❷は教科書などで，ある pivot 候補の疾患のページの differential diagnosis（鑑別診断）の項に書かれた疾患群が，妥当性の高そうな cluster の疾患候補になるだろう．❸の「自分が見落としやすいもの」という，使用者に特異的な鑑別診断を cluster に加えるのも実用性の観点からは重要だろう．実際に筆者も，教科書など一般的な出版物の鑑別診断の項には書かれていないにもかかわらず除外が重要な鑑別疾患に現場で出会うことはよくある．この実体験を通して各 cluster 疾患を強化することは多く，その発見は日常診療における楽しみとなっている．このような日々を通して cluster がより網羅的かつ強力になっていくものと実感している．

Pearl
───────────────────────────────
診断はすでに存在している．あとは視覚化するだけだ．
───────────────────────────────

合併疾患と原因疾患を確実に追跡し，捉える
Horizontal-Vertical Tracing（HVT）

　2009年に開発したhorizontal-vertical tracing（HVT）について述べる．認知強化理論（cognitive forcing theory）の応用で，診断の精度を高め，かつ併存疾患も同時に捉える診断戦略である．網羅的なアプローチであり，分析的思考に分類される．HVTはhorizontal tracingとvertical tracingの2つからなる(図11)．それぞれ分けて説明する．

Horizontal Tracing―合併疾患をトレースする（水平的）

　診断が確定したときに，その診断に合併しやすい疾患を想起する．簡単にいえば，考えた診断に合併しやすい病気を必ず挙げるように整理しておく．例えば，炎症性腸疾患なら自己免疫性の肝胆疾患，リウマチ性多発筋痛症なら巨細胞性動脈炎，肺炎球菌性肺炎なら髄膜炎や心内膜炎の合併（Austrian syndrome），真性多血症なら消化性潰瘍を考慮する，というようにである．あるいは，繰り返す動悸と蒼白，立ちくらみを伴う28歳女性に褐色細胞腫を疑ったとき，家族歴，胃の痛みや視野変化など多発内分泌腫瘍症を疑う所見はないかなど，合併する疾患を念頭に置いて合併疾患を事前に知っておくことは患者のマネジメントによい影響を及ぼすことは想像に難くない．

Horizontal-Vertical Tracing (HVT)　　　　　　　　　　図11

Horizontal Tracing（例）

つながりをいつも
トレースする
（意識）

A — リウマチ性多発筋痛症
B — 巨細胞性動脈炎

Vertical Tracing（例）

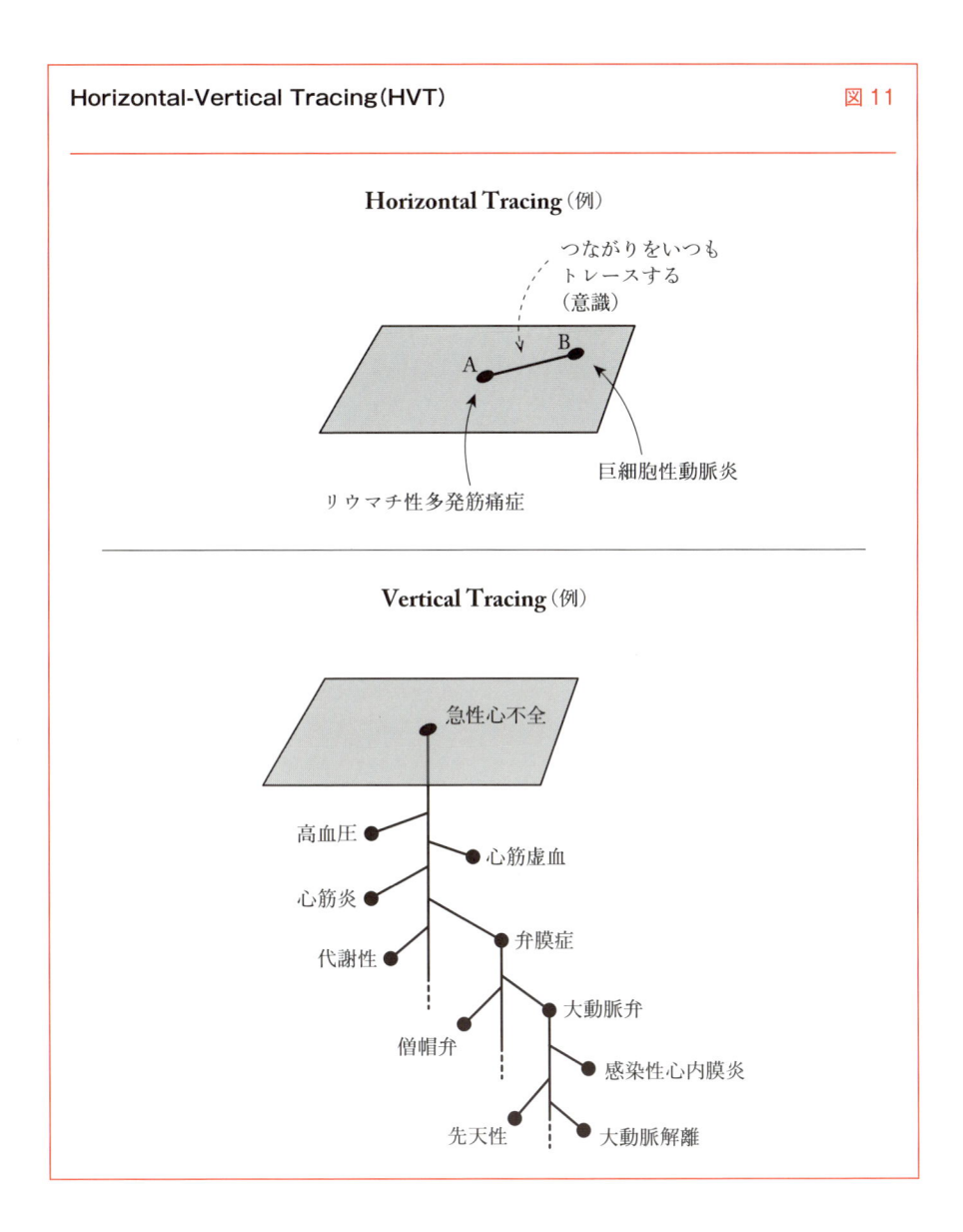

急性心不全
- 高血圧
- 心筋虚血
- 心筋炎
- 代謝性
- 弁膜症
  - 僧帽弁
  - 大動脈弁
  - 感染性心内膜炎
  - 先天性
  - 大動脈解離

　PCSのところで概念として紹介した"disease map"で考えると，確定診断とその疾患が平面上に実線で結ばれているようなイメージである．そのつながりを診断が確定した時点で平面上（horizontal）で追跡（tracing）することができるように，普段から疾

患ごとの合併疾患を整理しておく．このようにして合併疾患の考え漏らしを防ぐのである．

Vertical Tracing―疾患の原因をトレースする（鉛直的）

　ある疾患の合併疾患をトレースする"horizontal tracing"に対し，疾患の直接の原因疾患・病態を鉛直（vertical）に"掘り下げ"てトレースするのがvertical tracingである．ある疾患・病態を直接引き起こす原因疾患（vertical方向の疾患）をいつも階層化して整理する習慣を普段から行っておくと，いざ原因疾患が存在しうる疾患・病態を診断したときに，その見落とし，調べ落としがなくなるだろう．

> *Episode* **Vertical tracing の例**
>
> Case 1
> これまで特に病気を指摘されたことがなかった37歳男性が食欲低下と2カ月前からの体重減少（10 kg）に続く微熱と倦怠感を主訴に近所のA病院を受診した．胸部X線上で異常陰影を指摘され，喀痰塗抹陰性，気管支鏡を施行したところBAL塗抹陰性，のちに培養陽性で肺結核の診断となり，4剤療法で治療が開始された．その後症状は軽快し，治療が完遂したとのことであった．しかし2年後，倦怠感と食欲低下，呼吸困難を訴え別の病院を受診，ニューモシスティス肺炎を合併したHIV感染と診断された．
>
> Case 2
> ある日の夜のER，当直中だった研修医のところに，来院3日前からの発熱と倦怠感，数時間前からの急な呼吸困難を訴えた70歳の女性が搬送されてきた．診察後，研修医は急性心不全を疑い，同時に急性の重症肺炎や他の鑑別も考えつつ治療を開始した．はっきりと鑑別は絞れないものの急性心不全の状態であることは間違いな

く，ICUで継続的加療を行うこととなった．病棟に上がってから呼吸状態は変わらず，挿管し継続管理した．治療を行うも循環動態は明らかな改善を示さなかった．腑に落ちなかった点はやけに広い脈圧．ベッドサイドで継続的に心エコーを当てていると，大動脈弁逆流が入院時に比べやや悪化している傾向があり，上級医と共同で観察したところ，大動脈弁にわずかに疣贅らしきものがみられた．至急心臓血管外科をコンサルト，診察の結果夜間にそのまま緊急手術となり，そのまま大動脈弁置換術となった．入院当日提出していた血液培養からは翌日夕方，S. aureusが3セット中2セットから検出されたとの報告が入っていた．患者は帰室後から血行動態は安定，術後経過も良好で，3日目には普通どおり食事も全量食べられるまでに回復した．

Case 3

地元住民から愛されている老舗のパン屋を経営している58歳の女性．最近，体調が優れずなぜか階段の息切れがあったという．その日は店内の模様替えの日で，重いダンボールを棚の上から下におろした瞬間だった．鋭い痛みが背中に走り，痛みのあまり息ができず，うずくまった．脚に力が入らず，落としたダンボールの音で気づいた店員の姪が裏から出てきたとき，ご本人は辛そうに背中に手をやりうずくまり，冷や汗をかいていた．突然のことに姪も驚き，救急車を呼び病院に搬送された．救急室では背中の圧痛から圧迫骨折の可能性があるとして整形外科医が呼ばれ，X線で第5胸椎の骨折所見があり痛みの部位と一致するとして，胸椎圧迫骨折で整形外科入院の手筈が取られた．しかし，病棟で施行した血液検査で白血球高値，高度の貧血，血小板減少などの血球異常があり，内科コンサルトとなった．当日施行した骨髄穿刺で急性骨髄性白血病と診断された．

解説

患者を診断したとき，その診断自体のさらに原因の疾患を突き止めることは時に予後の改善につながるため，非常に重要である．例えば上記の1例目は結核を診断したものの，もともとの免疫能の低下を招いた原因と思われるHIV感染を見逃していたケースである．結核を引き起こした免疫不全の直接の原因を追求していないためにHIVの診断が遅れたのである．2例目は急性心不全の原因が弁膜症（大動脈弁閉鎖不全）で，その原因がS. aureusによる感染性心内膜炎（infective endocarditis；IE）

だったという例であった．心不全には間違いがないが，なかでも弁膜異常による心不全の根本の直接原因がIEだったということである．根源にある原因の解明に続く治療介入のアクションは，その患者の予後を明らかに変える．1例目ではHIV感染症への介入，2例目は心臓血管外科へのコンサルト，3例目は急性骨髄性白血病に対する化学療法である．そこで，前景に立っている疾患のさらに原因となる疾患の見逃しを避けるために，疾患ごとにその原因疾患や病態を日頃より把握・整理して構造化，階層化して整理しておくことは有用である．

鑑別の網を重ねて診断を絡め取る，診断戦略の奥の手

Mesh Layers Approach（MLA）

診断戦略の"重ね使い"で診断感度を高める

　直観的・分析的思考，ラテラル・アプローチの詳細と PCS や HVT などの診断戦略について前項まで紹介した．それぞれのアプローチが単独で効果的に働くこともあるが，同時に他のアプローチを必要とする場面もあるだろう．基本的なアプローチはラテラル・アプローチ→直観的思考→分析的思考またはラテラル・アプローチ→PCS，そしてそれで難しいときはこの mesh layers approach（MLA）を使いたい．

　MLA は特別な概念ではなく，さながら mesh（網の目）を幾重にも重ねる（layers）ようにいくつかのアプローチを重ね使いして鑑別を網羅することで，鑑別診断の妥当性を上げる方法である（図12，mesh は網をイメージしているが，網でなく"ふるいにかける"という表現のほうがわかりやすい方もいるかもしれない）．それぞれの mesh に用いるのは分析的思考のフレームワークが多い．例えば汎用的フレームワークの **MEDICINE** をはじめ，各症候の鑑別をまとめたものや，e-diagnosis の鑑別リストなど，あるいは vertical tracing などを組み合わせる．例えば，多発脳梗塞を呈した48歳女性の原因検索として，若年性脳梗塞の原因疾患群（vertical tracing）と多発脳梗塞の原因疾患群，そして凝固異常を呈する鑑別の cluster を重ねるというように，分析的思考の"鑑別の網（ふるい）"を3重にするということである．

　または，分析的思考の **MEDICINE** のフレームワークで広げた鑑別疾患の一つを

Mesh Layers Approach（MLA） 図12

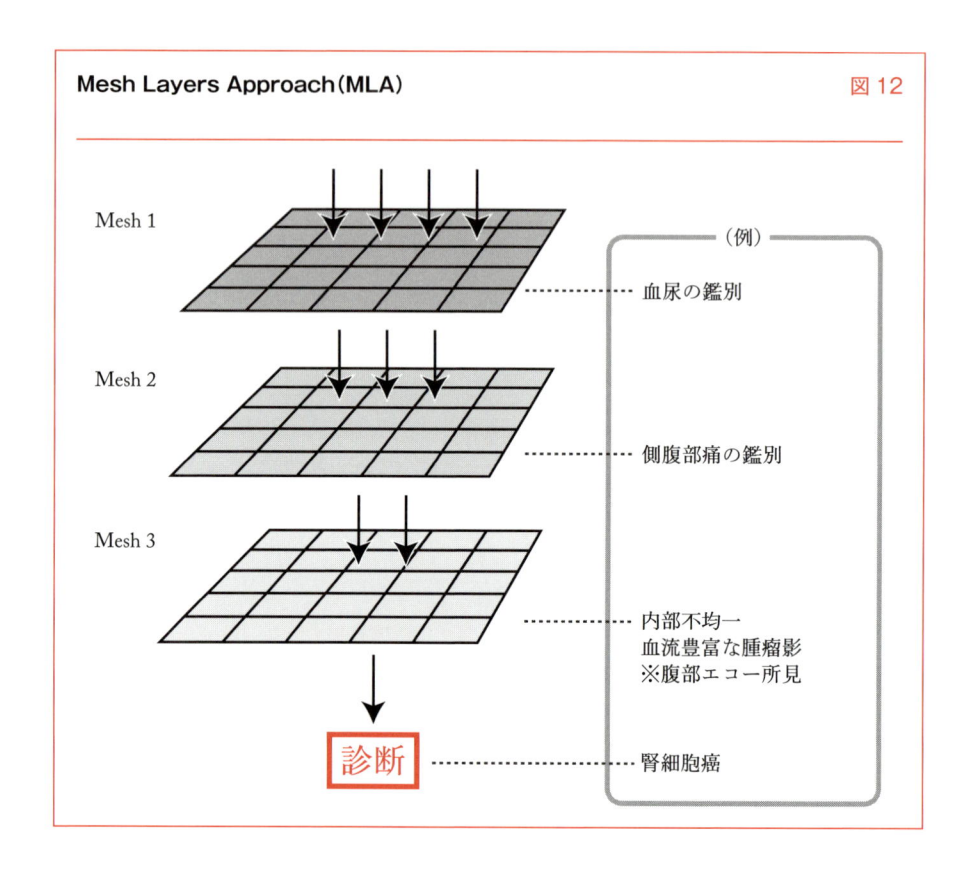

Mesh 1 ……… 血尿の鑑別

Mesh 2 ……… 側腹部痛の鑑別

Mesh 3 ……… 内部不均一
　　　　　　　血流豊富な腫瘤影
　　　　　　　※腹部エコー所見

診断 ……… 腎細胞癌

（例）

　pivotとして，そこにPCSを組み合わせることもできる．PCSのpivot疾患は直観的に想起した疾患名だが，ここでは応用的に分析的思考の**MEDICINE**で挙がったある鑑別疾患をpivotとして，そのpivotに対応するclusterを展開することで，**MEDICINE**で得られた鑑別疾患をさらに網羅的にカバーするというような応用も可能である．

Grand Mesh Layers Approach（Grand-MLA）

　MLAを使っても鑑別を挙げ切ることができないこともあるだろう．目の前のその患者の症状や病態の原因となる可能性のある仮説診断が，自分が展開した複数の網羅

的・分析的思考のどの網にも引っかかってこないような場合である．このような診断困難例の場合，奥の手として同僚や実力のある仲間の力を借りるのも手だろう．自分だけでなく他人の頭脳も借りるのである．仲間の直観，あるいは分析的思考を借りることで，個人の MLA だけでなく複数名の MLA に拡大する．このようにしてさらに網羅的で分析的な思考を可能にする．MLA の拡大版ということで Grand-MLA（グランド MLA）と名づけている．

あなた自身が診断戦略を生み出すために
新しい診断戦略の開発

　これまで紹介した以外にも新しい診断戦略が開発できる可能性はある．その開発のために助けとなるいくつかのヒントを読者の皆さんと一緒に考えたい．
　診断戦略のみならずイノベーションを起こすことは，直観によるところが大きい．
近年発表されたコロンビア大学のウィリアム・ダガン教授の過去の研究 (William Duggan. Strategic Intuition : The Creative Spark in Human Achievement. Columbia Univ Press, 2007) によれば，鋭い問題意識をもったイノベーターが次の4つの条件のもとで遭遇する直観により，イノベーションを起こすことができると分析されている．

❶ 過去の先例
❷ 平常心
❸ ひらめき
❹ あきらめない意思

　「歴史に学ぶ」という言葉があるように，他人の過去の成功・失敗事例とその過程を観察することで，新しい何かを生み出すプロセスのヒントが得られるかもしれない．平常心というのは，過去の成功体験にこだわりすぎると失敗するという事例を踏まえたものである．地道なインプットに基づいたひらめきが新しいものを生み出すきっかけになるし，生み出すまではあきらめずに実行を続ける意思が大切である．

イノベーションを生むために最も大事なこと

　筆者の好きな思想家エマーソンの言葉に「情熱なしに成し遂げられた偉業はない」という言葉がある．何かを生み出すためにはまず，情熱をもって考え続けることは非常に重要である．イノベーションのもとになるアイディアがひらめくことはある種，天才の発想のように見えるかもしれない．しかし多くの歴史的発見がそうであったように，人よりも多くの時間と集中力を費やした結果生み出された発想である．だからだろうか，アルバート・アインシュタインも「ただ人より長く1つのことと付き合っていただけ」と，自分が天才と言われることを謙遜したのかもしれない．

アイディアが浮かぶ瞬間

　問題解決のために寝ても覚めても夢のなかでも試行錯誤を繰り返し，無意識下での思考の整理と再統合の期間を経た末に，ある時アイディアが生まれる．問題解決の方策を時間のあるかぎりひたすら考え続けていると，忙しい臨床業務のなかでもふとした症例との出会いが思わぬ発想をもたらすことがある．業務中だけではない．考え続けることが習慣化すると，日常の何気ないときにその瞬間が訪れることもある．例えば，眠りに落ちる直前のぼんやりした時間帯，シャワーを浴びているとき，天気のよい日にカフェのソファに座ったとき，ぼんやり雨の窓を眺めているとき，何かがひらめくことがある．そのメカニズムは不明だが，筆者個人的には思考活動が緩徐になったとき，あるいは副交感神経が働いているときにそのタイミングが多い印象である．

　例えば，mesh layers approach を思いついたのはある春の夜遅くだった．勤務の終わった病院のホワイトボードの前で新しい診断戦略を考えていて，煮詰まったので銀座のよく行くカフェにのんびり気分転換にくつろぎに来た．イチゴのミルフィーユ〔フィユタージュ（サクサクしたパイの部分）が層（layer）になっている〕を食べようとしてフォークがフィユタージュを次々と貫くまさにそのとき，「鑑別の網（mesh）を層（layer）構造にすれば？」という発想が浮かんだのだった．

　複数の課題に同時に取り組むこともアイディアがひらめくチャンスを増やす可能性がある．例えば，取り組んでいるある課題Aを中断して他の課題Bに作業を移したとき，課題Aについての思考はいったん無意識下に保存される．この保存期間が熟成期間となり，再び課題Aに戻ったときに新しい発想が生まれることがある．課題

Aについての試行錯誤が無意識下で整理・再統合され具体的な形になり，そのアイディアが実際に現場で使えるかどうかを何度も試され，1つのアイディアがイノベーションになる．

アイディアをどのように生み出すか，そして生み出されやすい環境について解説した．しかし，緊張する業務，忙しい業務で忙殺される臨床医にとって副交感神経の賦活を日常的に行うことやプロジェクトを同時並行でいくつも進めることは難しいかもしれない．そこで，日常業務のなかでさらに能動的に，新しい発想を導くための方法について紹介する．

アブダクションの応用

筆者がよく利用するのがアブダクション（abduction）である．アブダクションとは米国の論理学者・哲学者のチャールズ・パースが推論過程の一つとして再定義した言葉で，何か予想外のことが起こったときに新しい仮説を設定する過程を指す．

何か偶然に新しい出来事が起こったり新しいデザインが完成したりしたとき，一体どんな思考や感性が働き，それがどんな想像力へと変化してその新しい出来事やデザインができたのかを推論することである．この推論ができれば感性の働きや想像力への変化のプロセスを明らかにすることができ，最終的にはその新しい刷新的な思考プロセスを明文化することで再現可能な形に形式化できるわけである．

アブダクション（や直観的思考）はもともと東洋の思考法に多くみられる傾向であり，分析的思考のような二元論的思考論理の限界を認識し補うという意味でも興味深い論法である．そこで，このアブダクションを診断プロセスの開発に応用したいと考えた．本書で紹介した診断戦略やのちほど紹介する戦術のいくつかもアブダクションの過程で生まれた．

診断戦略カンファレンス

　筆者の勤務していたいくつかの病院では後期研修医を対象に「診断戦略カンファレンス」という名前の，診断についてのカンファレンスを行っていた．このカンファレンスは参加者の診断の思考回路を鍛える（124頁参照）と同時に，何か新しい診断のアイディアがないかを探索することが目的である．このカンファレンスはまず司会者が最初に症例の基本的情報の提示を行い，参加者にそれぞれ鑑別疾患を挙げてもらう．第一診断と鑑別診断を挙げてもらうのと同時にどのような思考回路で鑑別診断を挙げたのかを説明してもらう．その後，カンファレンスの比較的早い時間（30分のうち15分程度）で診断の議論に移る．開始15分程度で「実はこの患者はこの診断でした」と最終診断を提示し，その後，最初のプレゼンテーション（主訴や基本情報）からどのような思考をたどれば迅速で正確な診断にたどり着いたかを皆で議論する．ここがアブダクションの部分である．

　カンファレンスの最初に参加者各自の診断の思考回路を提示してもらうことも，この後半のアブダクションの議論に役立つことが多い．このようにすることが新しい診断の思考回路，ひいては診断戦略となるような思考回路の形式化を実現させる1つの方法ではないかと考えている．

　診断戦略カンファレンスの最も重要な点が，カンファレンス後半の時間の使い方である．症例最初のプレゼンテーションを出発点，その後の結果・診断を到着点として，この出発点から到着点までの思考回路が参加者のこれまでの経験や文献的検索と照らして何か共通点がないかを探すことが重要である．つまり，いくつかの事例を通して診断的観点から1つの診断思考形式，ひいては戦術・戦略が生まれないかということを探すのである．この思考形式を見つけ出し，言語化するという概念化のプロセスが大切だと考えている．そうすれば問題点から診断までの然るべき思考の道筋，予測のバリエーションが増える．新しい問題に直面したときにこの思考形式を利用，応用しながらさらに高度の診断思考によって診断ができるようになるかもしれない．逆に，概念化のプロセスの振り返りをせずに「診断した，できなかった」で一喜一憂するだけだと，多少目先が変わった同様の難しい問題に出会ったときにも応用がきかず，ゼロベースの情報処理能力で診断を考えなければならなくなる．

　対象となる症例は，診断が困難だった症例を事前にピックアップして使うことが多い．該当するような症例がない場合は『New England Journal of Medicine』の clinical problem solving や総合内科系の国際誌の診断困難例の報告を題材に使うこともある．

診断戦略開発のために：日常のヒント

常識を破る「なぜ」

　とりあえず目の前に起こったことに「なぜ」という問いかけを行ってみる．そもそも筆者が診断理論の分野を深めていこうと思ったのは「なぜ熟練医師のほうが経験の浅い医師よりも診断が上手ということが必然のようにいわれるのか」ということを考えたからだった．熟練医師のほうが若い医師よりも診断能力が高いだろうというのは常識的な発想だ．一方，若手が上級医を凌ぐようなすばらしい診断をつけることや，多くの研修医や学生と教育活動で交流するなかで診断について大変本質的で鋭い発言をしてくれる研修医や学生との出会いもあった．彼らが然るべき診断の原則論を身につければ，長年の経験に近い，または匹敵する臨床思考を身につけられるのではないかという思いが筆者を診断戦略の開発に方向づけたきっかけだった．常識的と思われていることに対してとりあえず無邪気な子どものように「なぜ」と疑問を投げかけてみることは，何か新しい発見に気づく糸口になると感じている．

　また日常的には「なぜこの診断エラーが起こったのか」，「なぜ診断できなかったのか」という，エラーを学びや発見の場として最大限に活用しようとする姿勢はアブダクションのプロセスにも活きる．日常的に「なぜ」と発言をする姿勢を反射的に取れるようにしておくとよいだろう．

拡散的・肯定的思考

　浮かんだアイディアを実行してみるとたいていは役に立たないことが多い．しかし繰り返していると，実現可能なすばらしいアイディアが出ることがある．ノーベル賞受賞科学者のライナス・ポーリングは「アイディアを手に入れる一番よい方法はアイディアをたくさん出すこと」という言葉を残している．一度アイディアが出たときは引き続いて他のアイディアも堰を切ったように出続けることがある．そんなときはアイディアを分析するために立ち止まるのではなく，どんどん思考を膨らませて拡散させるように進めたほうが結果的に多くの実りを伴うものだ．そして，一つひとつのアイディアがうまくいかなくても，「このアイディアも潰れたということはもっとよいアイディアが生まれるということ」と肯定的な考えで次に進めばよい．表面上マイナスの出来事を次へのチャンスや成長の兆しと捉えてポジティブに進むというのは，よりよいアイディアを生むPearlであり，人生における教訓にも通じるかもしれない．

歴史に学ぶ

　軍略，ビジネス戦略，チェス，将棋など，多くの勝負の世界では過去の事例をもとにその分析を今後に活かそうという発想が一般的である．診断の世界でもこの伝統的な手法を踏襲しない手はない．1つはみずからの事例，もう1つは他者の事例である．自他問わず，出会った症例という具体例でみられた診断までの思考形態を一般化・抽象化し，それを原則として戦略化するという習慣をつけるのがよい．前項の診断戦略カンファレンスでは，思考型のカンファレンスという形から診断戦略の開発を促したが，仲間がいなくともこの作業は可能である．例えば，先述した「診断エラーノート」をその題材にするのもよいし，国内外のピアレビュージャーナル，書籍，商業誌も含めた数多くのケースレポート，症例検討会の症例などはすべて診断戦略という宝石の鉱脈となりうるだろう．

医学（専門領域）以外のことに目を向けること

　新しい診断戦略を開発する1つの方法として，過去の事例に共通する概念をより抽象化・一般化して抽出することはよい方法だと考えられる．一方，経験やケーススタディからではない，ゼロから新しいものを生み出す，概念を創出する力も重要である．そのためにはどうすればよいか．

異分野同士の点を結ぶ意義

　経営学者のジェームス・G・マーチは，イノベーションに成功する企業の特徴は知の深化と探索という2つの軸が大事だと述べている．つまり，深く精通した一専門領域（われわれでいえば医学）と同時に，多くの分野に幅広い知識をもっているということである．幅広いことを知っていることが何か新しいものを生み出すことは，直観の訓練のところで触れた量質転化の法則でも説明できる．その他にも，Apple社のスティーブ・ジョブズの有名なスタンフォード大学の卒業式スピーチで提示された「点を結ぶこと」の観点からも，点で深めたものと別の点をつなぐことが新しいイノベーションを生み出すうえで大きな役割を果たすだろう．

　ここでいう"点"は医学と，それ以外のさまざまな領域である．さまざまな領域のなかで特にどの領域が勧められるかということだが，筆者は多くの分野における基礎となるような一般教養の分野がよいと考えている．というのも，イノベーションのほと

んどは異分野同士の交流や交配，組み合わせにより生まれることが多い．そのためには医学に掛け合わせるものとして多様な知の共通の基盤となる教養が汎用性が高く，適切だと考えられるからである．一般教養とはつまり，古典，哲学，歴史，数学，芸術，物理学など，人間の根本的な知識や知恵を扱う，時間による風化を受けにくい領域である．

アイディアは意外なときにひらめく

　発想は意外なときに訪れる．いつも何かアイディアが思いつかないかと考え続けていると，潜在下にもその思考の余韻が残っているのかもしれない．それが医学と関係のない分野とリンクしたときに新しいひらめきがあることが多い印象である．

　興味深いことに，実際これまで紹介した診断戦略の多くも業務を離れたまったく関係のないときに浮かんだアイディアである．例えば pivot and cluster strategy を考えついたのは，透明度の高いことで有名な米国ネバダ州のタホ湖にバカンスに行ったとき，たまたま湖畔で石投げをして水面に波紋が広がったのを見た瞬間だった．面白いことに，その数日前に産業 cluster についての議論を，自分の通っていた MBA コースの友人としたことが波紋の広がりとともに頭をよぎったのである．自然現象と社会的概念が診断というテーマで結びついたというのは非常に面白い経験だった．

読書をどう活かすか

　読書も，方法を間違えなければよいアウトプットの起爆剤になる．受動的な読書はイノベーションにはつながらない．読書を通して文面と内容を理解するだけでなく，その書き手がなぜこのような記載や概念を表現しようと思ったかという思考過程を想像・追体験しようと熟考して読むことで，より深くその本と著者の思想を理解できる．同時に，そこで得られた概念や発想が自分のアイディアの源泉にならないかと思いを巡らせる．そんな過程を経たとき，それまでのインプットが無意識下で組み合わさって新しい発想をもたらしてくれるかもしれない．題材に選ぶ本はどんな分野でもよい．宇宙の本でも，想像を膨らませる絵本でも，料理の本でもよいのかもしれない．しかし，筆者の個人的感想で最もよいと思うのは世界の古典である．あらゆる時代・文化が生んだ，歴史の評価に耐えた作品を読むことで得られるインスピレーションは多くの場合，得るものがある．

自分だけの時間を確保すること

　深い思考に集中することは新しいものを生み出すうえで大事，おそらく必須である．何かに熱中するとき，筆者の場合は意識があるかないかという夢現の状態になることがある．その状態は好きなことだけを考えているので，とても楽しいし，いわゆる心理学者のチクセントミハイ博士の言うフローの状態になっているのだろう．例えば，筆者の場合は診断戦略の開発時間や自分の診療チームの教育プログラムについて考えているときにそのフロー状態が多い．深い思考は集中を必要とするため，外部環境からの妨害が入らないほうがよい．そこでよいのが早朝の時間である．病院勤務の場合，当直でもないかぎり朝3,4時から6時くらいまでの時間は集中できるゴールデンタイムである．この時間に起床することは困難だと思われるかもしれないが，睡眠時間を早寝にシフトすればよい．肌のゴールデンタイムも守ることもできる．いいことづくめである[*]．そうなると職場や仲間，プライベートでの夜の時間（例えば飲み会や食事など）との両立が問題になるが，メリハリをつけるのが大事になってくる．ローマ皇帝マルクス・アウレリウスは『自省録』の中で，必要なことのみ行い，そうでないことはしない，という時間管理の原則を述べている．筆者の個人的意見としても，自分に出席が必要とされる宴会には必ず顔を出し，また時に自分のチームメンバーとの交流も大事なので，要所要所は院外での交流もよいものと思っている．その代わり，それ以外の日は仕事を早く終えたらサッと帰り，朝に備えるというのがよいだろう．

　睡眠時間を前倒しにシフトするのは最初，日中の眠気を伴うかもしれない．また，最後まで付き合った飲み会の朝は睡眠時間が少なく，眠気を伴うかもしれない．これらの場合は日中15〜30分の時間を見つけ，机（またはオンコールの部屋）で短時間睡眠を取ることを勧めたい．その間自分が病棟からコールされても業務に支障がないよう，仲間と助け合って連携することも重要である．

---

[*] このトピックについては『愛され指導医になろうぜ―最高のリーダーをつくる』〔志水太郎・著, 日本医事新報社, 2014〕．

戦略編Ⅲ
StrategyⅢ

病歴の技法

——本章では，診断において最も基本的で重要な臨床スキルである病歴についての要点を解説する．

病歴は聴取しない

Clarify history

　病歴は英語で history taking といわれるが，筆者は "take history" よりも "clarify history" がより適切ではないかと考えている．

　病歴はチェックリストを埋める作業ではなく，患者の体験した物語が映像化されて浮かび上がるように再現する行為である．

　病歴を訊くとき，その患者がどのような経緯で今日受診されたかの物語が患者その人の歴史（history）のなかの 1 ページとして目の前に鮮やかに浮かび上がってくる，そのようなイメージである．

　映像化できるほどに細部の描写が明確になっている病歴は再現性があり，そこまで明確性を意識して取られた病歴は誰の目からも同じ病歴になる．

Episode

　筆者がある非常勤先の ER で研修医と一緒に仕事をしていたときのことだった．その研修医は熱心で，来院患者にも的確かつ丁寧に対応していた．そんななか，救急搬送されたある 65 歳男性の患者を彼が診察し，筆者にプレゼンテーションしても

らう場面があった．その後筆者が実際に診察をしたところ，研修医が話してくれた病歴と筆者が訊いた病歴が意外なほど違うことに気づいた．まず主訴が違う．そして病歴も微妙に違ったのだ．そのため，研修医と筆者が立てた鑑別がそれぞれ違う結果となっていたのである．

解説

研修医と上級医がとった病歴が違うことが現場ではよくある．まったく違ったものではなくても，主訴が違ったり話の力点の場所が違ったりすることがよくある．

研修医が，本来の病歴ではないような病歴を図らずとも"偽造"してしまうような場合，多くは研修医がわかりやすい，気になる病歴のキーワードにアンカリング（係留）してしまうか，または不十分な情報をなんとか足場にして closed question（閉じた質問）を繰り返してしまったことに理由があるようである．

Open ended question と Closed question
曇りガラスと病歴

　まずこれから病歴を訊こうというときは，open ended question（開かれた質問）を使うのがよいだろう．特に「今日はどうされましたか」や「なぜここを受診するに至ったかの経緯を話していただけますか」，「どうしてこちらを受診されたのですか」という，回答する側に自由度が高い「how（どんな・どのように）？」「why（なぜ）？」という形式の質問はそれだけ多くの情報を引き出すことができるからである．こうして引き出した情報の中で曖昧な部分が残った場合，さらにもう少し多めの情報が必要であればその問題について「ではその場の環境についてお話いただけますか」，「その症状が起こったときどんな状況だったかもう少し教えていただけますか」というようにより問題に特異的な焦点を当てた open ended question を追加するとよい．この作業はちょうど曇っている車のフロントガラスを拭いて視界をクリアにする作業に似ている．Open ended question は広めにガラスを拭いて視界を見やすくする作業で，それで足りなければさらに別のところを広めに拭くという作業を行うということである．

　Closed question の出番は，一通りの open ended question が終わったあと，さらに

KFD*に付随する情報を徹底的に洗うことで臨床情報の全体を補完するとき，または診断を決定づけるKFD自体を見つけ出そうとするときに訪れる．先のガラス拭きの例でいえば，closed questionは広く拭いたopen ended questionによる拭き残しの部分で重要なところを細かく丁寧に拭いてクリアにしていくという作業といえるだろう．

最初の30秒を大切にする

　まずは注意深く話を訊いてその声に耳を澄ませるべきである．よほどの緊急でないかぎり最初の30秒は口を挟むことなく，まずしっかり訴えに耳を傾ける．古くから言い伝えられるように，最初の30秒は多くの出会いにおいて最も重要なメッセージに富んでいる．

　カルテではなく患者の佇まいに目を遣り，患者の言葉に注意深く耳を澄まし，注目すべき点がどこかを洞察する．そうすれば患者が答えを導いてくれる．

　こちらが求めていた質問に対する答えそのものでなくても，答えにつながる糸口を患者が明らかにしてくれるかもしれない．それをつかめるか，否か．患者の言葉を敏感に意識したこちらの姿勢が病歴の質を決めることになる．

　その過程でもし冷静さを欠き，衝動的で思い込みに基づいたclosed questionに終始する"一発狙い"の診断当てゲームのようなアプローチをしてしまうと，時に診断の入口を間違え，かえって遠回りをすることになってしまうだろう．

上手な病歴のプレゼンテーション

病歴の"物語性"がプレゼンテーションでも大切な理由

　物語性の高いプレゼンテーションでは，その患者のバックグラウンドや普段の生活はもちろん，今回受診するまでに至った物語が聴衆の頭の中にもきれいに浮かび上がってくる．

　ある受診患者の人生が300頁の小説だと仮定する．その300頁の小説で，今回の受診に至った症状が210頁目から始まったとする．209頁目までは特に普段と変わりがなかった．ところが，210頁目のある日，体に何らかの異変を自覚し，それが普段

---

* KFD（key fact for diagnosis）：診断の糸口になる重要な情報（16頁参照）．

の生活のなかで徐々に悪化し，215頁目で病院の受診に至ったという経緯があったとする．

まず209頁までの病歴は，たとえ今回の病歴に直接の関係がなくとも重要である．この部分が社会歴や既往歴など患者のバックグラウンドの病歴となるだろう．患者の詳細なバックグラウンドを知ることは正しい診断を立てていくうえで重要である．鑑別疾患には既往や疫学情報，曝露や環境などが密接に関連していることが多く，またこれらが疾患の重症度も規定するからである．そして，210～215頁までが今回の現病歴のエピソードとなる．

次に，209頁からの病歴は特により丁寧に，プレゼンテーションを聴く聴衆が皆，まるで映画のなかで患者の物語を映像的に追体験できるくらいまで明確になっていれば，プレゼンテーションの場にいる聴衆皆が同じような病歴と物語を頭の中で再現・共有できることになり，そのあと皆で診察するときにも議論の齟齬が生じにくい．結果として，（特にチーム医療では）患者のケアに一貫性をもたらすことにつながるだろう．

「患者の言葉」を用いるメリット

プレゼンテーションは必ずしも医学用語で埋め尽くされた科学的表現だけでなくてもよい．

特に現病歴のパートはわかりやすさを重視して患者の話した言葉そのものを使用してもよいし，時に擬音語や擬態語など臨場感を出すための表現を用いても構わない．そのほうが患者の経験した実際の状況を聴衆に想像してもらうために効果的なこともある．同時に客観的な情報の共有が可能となり，プレゼンテーション後の議論も有意義になる．

患者の言葉をそのまま用いるメリットはほかにもある．患者の微妙な訴えを無理に医学用語に変換してしまうと，特に研修医など経験の若い医師ではその"翻訳"能力が未熟なために間違った情報への置換が起こってしまい，聴衆に間違った情報のインプットを共有させてしまうことが憂慮される．

情報の翻訳間違いは例えば，「具合が悪くて起き上がれない」というのをプレゼンテーションのときに「脱力」，「筋力低下」と言ってしまったりすると，とたんに聴衆の頭は脱力や筋力低下の鑑別の思考回路が回り始めることになる(図13)．

起き上がれなかったことは実は単に倦怠感という程度だったかもしれないが，脱力や筋力低下という用語を使われてしまうことで診断思考のスタート地点をずらしてし

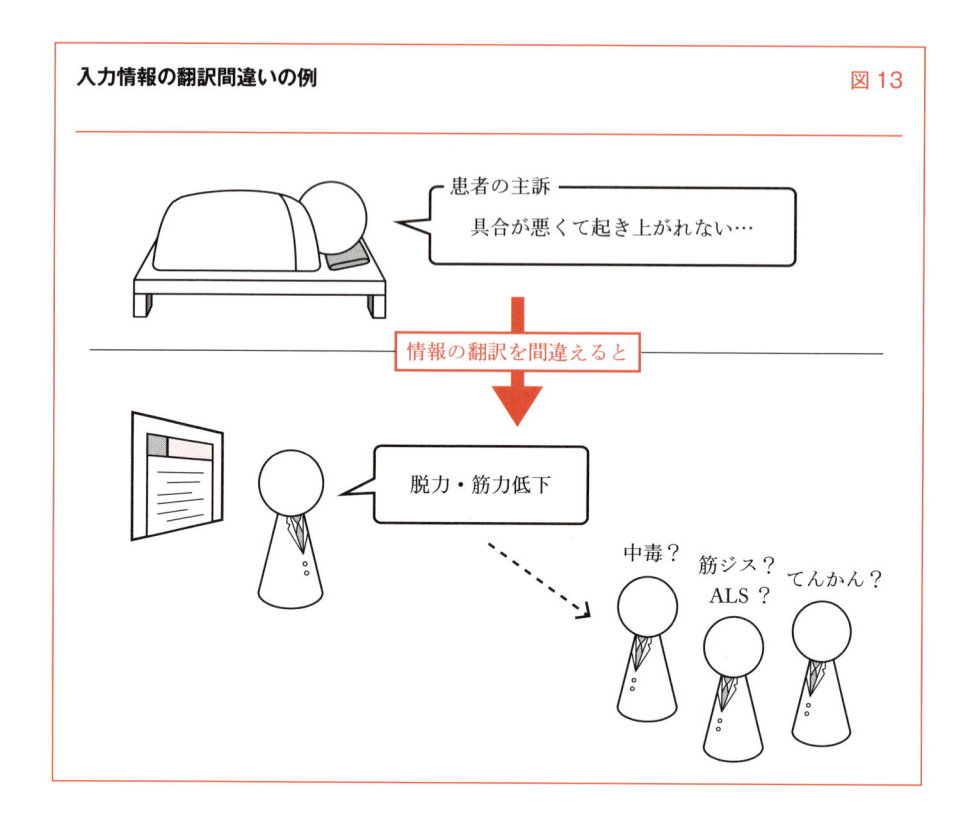

図13 入力情報の翻訳間違いの例

患者の主訴:「具合が悪くて起き上がれない…」

情報の翻訳を間違えると

→ 脱力・筋力低下 → 中毒? 筋ジス? ALS? てんかん?

まうことにもつながりかねない（そしてこのような齟齬は研修医のいる診療チームの日常の現場でよく起こっている）.

そこでキャリアの浅いうちや，または病歴の情報を適切に置換できる医学用語が見つからない場合は患者の言葉を無理に医学用語に置き換えるのではなく，そのままの言葉を用いたほうがよいと筆者は考えている．一方，プレゼンテーションの後半で一通り共有した一次情報を整理してプロブレムリスト（アセスメント）を立てるときは，できるかぎりこれらの言葉を医学用語に置き換えるのが，KFDを明確にするうえでもよいだろう．

病歴にこだわる，しかしとらわれない

病歴をclarify（明らかに）しようとしても，最後の段階でどうしても明らかにできないところが残ることも現実にはある．

頑張って病歴を浮き彫りにする工夫と努力をしても，ある一定のところまでしか明らかにならなかったという場合もある．その場合は限られた情報をもとに考えるほかなく，「おそらく標的となる疾患はこれだろう」という曖昧な鑑別の段階で次のステップに進まなければならないときもある．特に病状に対しての治療介入が待てないときなど，スピードを担保するために曖昧さを許容して治療開始の閾値を下げなければならないときなどがそのよい例だろう．その場合，診断プロセス（病歴，診察，検体採取を含む検査）に固執しすぎるあまり必要な治療介入が遅れてはならない．固執すべきはあくまで患者のアウトカムである．全体を俯瞰したうえでの効率性や柔軟性が求められることもある．バランス感覚が重要だろう．

病歴を明らかにするための4つのC

4C
- **C**ontrol
- **C**lear mind
- **C**ompassion
- **C**uriosity

　この項の最初に，病歴は聴取（take）するのではなく，明らかに（clarify）するというコンセプトを紹介した．

　次に，病歴をclarifyするために必要な能力として4つのcompetency＊について触れる．それはCの頭文字をとって，

> ❶ Control　場の支配
> ❷ Clear mind　心が澄み切っていること
> ❸ Compassion　思いやり
> ❹ Curiosity　患者に対する興味

であると考えている．

＊この4Cは，もともとはニューヨークのMark H. Swartz医師が提唱している患者に対する心構えの3C（conflict, control, curiosity）の内容と項目を筆者なりに改変したものである．

Control

場の支配

　4C 最初の項目は control である．ここでの control はその場の雰囲気の主役が誰かという意味である．

　病歴の場での control は基本的に患者がもつものである．そうすることで患者の能動性と自由度が上がり，より患者がリラックスして対話することができる．

　医師は話の骨組みを考慮したうえで，患者の語る話題の流れが円滑に進むよう促しつつ患者に詳細に物語を語ってもらうという方針が，クリアな病歴を再現するうえで理想的と考えている．

　患者の話が散逸的な場合，緊急を要する場合などは control の比率を医師側にシフトして会話の方向性を限定する必要があるが，その control のシフトは一時的なものであり，いつでも患者側に会話の手綱を返すことができるように意識する．

　Control を意識すると，より患者との対話がダイナミックに変化することに気づくだろう．

ペースを合わせる

　ではまず control を患者側に預けるためにどのような工夫が必要だろうか．例えばそれは声の大小，強弱，高低，緩急，質問のペース，間の使い方である．これらの重要性は頭で理解していても実際の現場ではその効能はあまり徹底されていないかもしれない．

　病歴を訊く段階で，患者はそれぞれ特有の個性やペースがある．これを患者と出会った1分程度で相手のペースに合わせ，上記の項目に注意しながらこちらのペースを同期させると，鍵が鍵穴に正しくカチッと合ったように患者が物語を語りだしてくれることがある．

　一方，こちらの都合だけで話のペースを進めてしまうと上滑りの病歴しか取れないことになる．患者とペースが同調していないため相手がその会話を無意識に窮屈に感じ，できればその会話から立ち去りたいという深層心理が働くのかもしれない．

> *Episode*
>
> 筆者がある老人保健施設に勤務したときのことだった．介護士が少なく，認知機能の低下が強い入所者が多い施設だった．
> 朝の回診が終わり昼休みになったとき，1人の介護士がある女性入所者の食事介助をしているのを見かけた．客観的に見て，その介護士がスプーンを口に運ぶペースが，女性が咀嚼して飲み込むスピードよりやや速いように感じられた．
> 数回のスプーンの皿と口の往復のあと，女性は「もういいです」と顔をしかめて食事を拒んだ．介護士は「もういいんですか」と怪訝そうな顔をして，「今日はあまり食欲がないんですね」と残し下膳を始めた．
>
> **解説**
> 介護士は決められた時間内に数人の入所者の食事介助をしなければならなかったのかもしれない．筆者はこの日初めてこの2人のやり取りを見たので断定はできないが，入所者一人ひとりに対する介護士の注意が薄くなっているような印象を受けた出来事だった．
> 時に患者は「わざわざ自分のために申し訳ない」，「自分は馬鹿にされたくない」と思っている．もし患者が，この医師は自分のペースと合っていないと判断してしまうとその時点で心を閉ざし，医師の質問にも「いえ，大丈夫です」，「何ともないです」で終わってしまう．これでは病歴を綺麗に再現するどころか，いつまで経っても問題の核心に迫れず，また病歴が曖昧なため，必要以上のランダムな検査が行われてしまう可能性さえある．そうならないための軸がこの control である．

その病歴の文脈（context）にも配慮する

　Control のなかに含まれるものとして，context の概念を挙げたい．その病歴の"文脈"に沿った患者への接し方である．

　相手がどのような場所で暮らしているのか，どのような背景（人種，生まれ，人生観，宗教観，死生観など）をもっているかを配慮することは大切である．相手の現状，背景，考え方に配慮して接することで，相手の対応も変わるだろう．より相手が自分との親近感を感じ，間合いを狭めてくれることができたら成功である．

Contextは言い換えると，患者の抱える背景・場の"空気を読む力"ともいえる．代表的なものの一つは性感染症を念頭に置いた性行為歴の病歴を訊くときだろう．性に関する情報はもともとデリケートな情報であり，個人個人の捉え方も多様である．性交渉歴についての病歴はいきなり切り出すのではなく，社会歴のなかで自然な雰囲気で訊くことがよいだろう．自分がよく使う導入として「来院された方には一般的な質問の一環として全員の方に伺っているのですが」と前置きして，いくつかの質問のなかに混ぜて性交渉歴を訊くことにしている．

　「一般的に伺うことになっているのですが」などの前置きのフレーズを挟むか，または"一般的な質問の一環"の最初に性行為歴をもってこず，その前に旅行歴やペット飼育歴や趣向などを質問したあとに質問すると，より"一般的"な質問であることを相手にイメージさせることができ，答えるほうとしても違和感が少なく質問を受け入れることができるだろう．

Clear mind と Compassion

患者とのコミュニケーションで大切なこと

　医師にとって最も重要なことの1つは，心の持ち方が澄み切って穏やかなまま変わらないこと（clear mind）である．

　「明鏡止水」という言葉がある．心が曇りのない鏡や，穏やかで静止した水面のような状態を指す．

　超急性期であっても，攻撃的な患者が相手でも，殺伐とした現場であっても，感化されることなく力を抜き，構えず，体は動いていても心が変わらず平静に保たれていることが大事だと思う．

　息が詰まるほどの忙しさ，また依存的な患者，攻撃的な患者との出会いは医師にとって試練となる．しかし，その時こそ冷静な洞察力や視点である clear mind を失わず，同時に普段培ってきた温かく豊かな思いやりの心（compassion）を総動員し，優しい言葉遣いで相対する．コミュニケーションの専門家としての医師の力量はストレスが強い状況でこそ測られるものかもしれない．

　患者は医師の心の深さを無意識のうちに推し量り，評価し，みずからの心の間合いの距離を自分の最も心理的に快適なところに設定する．そのため医師は患者を目の前にしたとき，患者がみずからもつ間合いに入ってきてもらえるような雰囲気を作るの

がよいだろう．医師-患者関係においても，第一印象があとに続く病歴の感度を引き上げることにもつながるだろう．この点を大切にすれば，本当に患者が直面する問題を明らかにすることもできるし，結果として求められるケアも提供できることになるだろう．この点を無視して表面上の訴えや目に見える問題だけを解決していると，たいていの場合，とりあえずは経過がうまくいっているように見えるかもしれない．しかし，診断の難しい症例やコミュニケーションが要所になるような症例で，時に決定的なボタンの掛け違いが生じてしまうことがある．

Pearl
医師への第一印象の善し悪しは，病歴の感度に比例する．

医療現場の非日常性に麻痺しない

　忙しく，さまざまな感情や人生観が露骨にむき出しになることの多い医療現場の非日常は，医療者から人として当たり前の優しさや世間一般で常識的とされる考え方，人として温かく応対する力を奪い取ってしまうことがよくある．

　もし今日自分の後ろで，医療現場をそれほど知らない純粋な学生時代の自分が自分の診療の姿を見学したとする．患者が目の前にいないときでさえ，昔の自分が違和感を抱くような——つまりより一般的に近い視点をもった人間が見たら違和感を覚えてしまうような態度や言動を自分はしていないといえるだろうか．

　深夜3時のERに緊急性の高くない症状にもかかわらず，心配した患者が受診したとする．明朝まで待てそうな症状かもしれない．日中から続く20時間を超える疲労のなか，しかし医師としてその患者の話に耳を傾け「これなら大丈夫です，心配ないですよ」とにっこり温かい笑顔で自宅に送り帰せるかどうか．

　急性疾患で死の淵に迫った患者の急変対応中に冷静さを失って駆けつけた患者の家族に対し，冷静に，しかし人間味ある温かみで相手の立場に立ったケアと病状説明ができるかどうか．

　訴えの多い入院中の・外来の患者に，優しい視線で余裕をもって対応できるかどうか．

　例えば上述の緊急性の低い患者は，症状のない78歳女性が深夜3時にたまたま血圧を測って150/80だったためにERを夫同伴で着のみ着のままで来院した，というような例である．このようなケースで「この時間に症状もない血圧上昇だけで受診することは"ナンセンス"だ」と"患者教育"の名のもと，優しさのない対応を医師にされ

た経験がある患者は意外に多い．

「ご心配になられたとお察しします．ただ，今回は大丈夫ですよ．血圧が高めですが，何より症状がないというのは私から見ても安心できることです．血圧が高くて病院受診をすぐ考えたほうがよい場合は頭が痛かったり，ひどく吐いてしまったり，顔や手足がしびれてしまうような，何らかの症状があるときです．そのような症状が何もないときは，自宅で朝まで様子を見ていただいても大丈夫なことが多いです．ただ，それでもご心配なこともあると思います．その時はこの寒いなか夜間お越しになるのも大変なので，まずは電話でお問い合わせいただけますか．それでも不安が続くようなら今日のようにお越し下さっても大丈夫です．いずれにしろ，このようなお話ができただけでもお越しいただいてよかったです」などと，仮に臨床上アウトカムとしてナンセンスと思われる受診行為自体でも歓迎し，決して拒まず，同時によりよい行動指針を伝えるだけでも患者の不安は和らぐものである．上記の説明はゆっくり話してもせいぜい1分である．患者の表情が安心で和むために，医者の1分は安い対価ではないかと思う．そもそも，患者は緊急性のトリアージに長けているわけではない．緊急性のトリアージについてもし患者を問題視するのであれば，その前にトリアージに対する公衆衛生学的見地からの今後の課題を問題視すべきかもしれない．

致命的患者の家族のケアについては一考の余地がある．医療者は毎日のように致命的な患者に接する機会があっても，患者やその家族はそうではない．自分の家族が死に瀕し，病室や救急室で非日常的ともいえる治療行為が展開されるそのすぐ隣の待合室で，ただ祈りながら時間の過ぎるのを待つという経験をするだけでも，人生に一度あるかないかの大きな事件なのである．その医療者と患者の立場や環境のずれを意識して相手に配慮できるかが問われている．

忙しい臨床現場の，どこか高揚感と切迫感に満たされる環境に引きずられ，一般的な感覚が麻痺してしまうコミュニケーション上の「感覚異常」はいつもわれわれに起こりうる危険がある．Clear mind が unclear mind になる危険である．しかしそれはプロフェッショナルとして現場にいるかぎり，常に防ぐ必要がある．

Clear mind を保つために

ストレスに対応する

Clear mind を安定して保つためにはまず，極度の疲労や強いストレスがかかっても決してブレない精神的な安定度を高く保っておく訓練が必要である．

さまざまな種類のストレスに耐える訓練の環境は願っても得られないが，そのような場面に運よく出くわしたときに，怯え逃げるのではなく何を考え，どう振る舞うかを勇気をもって考え行動してみることが大切である．そしてそのあと必ず自分なりに（できたら上司も交え）振り返りと改善プランを考察することがストレスに冷静に対処する力を養うだろう．

集中力のすべてを患者に向ける

　Clear mind を鍛えるもう 1 つの方法は集中力である．注意深く相手を観察する．われわれは診察時，患者の話を訊きながら，たいてい頭の中では次のアクションをどうしようかと考えている．
　本当に患者の物語，患者の訴えに集中するためには，相手の立場に自分を同期させる必要がある．話の内容，表情，声のトーン，話ぶりに注意を払う必要がある．感情さえ切り離し，病歴に関係のない一切の精神活動を停止させることだ．
　相手に 100％の注意を払うことは，相手の history に敬意を払うことにつながる．「この人はどんな気持ちで今この話をしているのか」，「どのように感じているのだろう？」，「どうして今この場にいるのだろう？」などと相手の根源的な受診理由や背景にも目を向ける．
　患者が無意識に出しているサインや検出感度以下の微妙なシグナルを拾うことができるのは，人間にもともと備わっている力である．恋人との声に出さない微妙なやり取りを思い出せば想像に難くないだろうか．これは特に病歴が複雑または理解困難な場合に有効なだけでなく，見落としてはならない重要な情報，特に KFD を目ざとく捕らえるうえでも必須の技術である．

Compassion の鍛え方

　Clear mind をもったうえでどのように患者の問題の根源に目を向け，想像力を豊かに働かせて相手に思いやりをもって応じることができるか．
　どんな環境でも最も再現性が高いと思われる方法は，目の前のこの患者がもし自分の肉親や親族だったらどのような対応をするだろうか，と患者を自分の近しい人物に置き換えて考えるとより客観的な視点を失わないことができる．この方法は筆者のみならず，何人もの同僚や後輩たちが試して compassion を日常的に保つのに成功している方法である．

同時に，現在相手がどのような気持ちで今ここにいるのだろうか，医者とのこのような会話をどのような感情のもとに受け止めているのだろうか，という相手側の心情になりきってみる想像力が compassion の質を高めるうえでどうしても必要である．

思いやりとは結局のところ，「相手の立場を全面的に尊重すること」だと思う．

相手にとって最も心地よい環境を設定するということは，患者に control を預けることにもつながる．そうすることで，こちらも丁寧に心を砕いて，患者の直面している問題・隠れている訴えを一つひとつクリアに漏れなく拾い上げていくことができる．単に開かれた質問や，はい/いいえの質問だけを繰り返すような表面的な病歴の力ではなく，相手との心地よい信頼関係を築くことで患者の根源的な問題点にもアプローチできるようになるだろう．

Curiosity

「なぜ」，「どうして」を大切にする

4つ目の要素として curiosity を挙げたい．ここでいう curiosity は compassion に基づいたものであり，興味津々，というよりは「気になる」，「なぜだろうか」，「この人はどうして…だろうか」という診断を念頭に置いた医学的興味を意味する．

ラテラル・アプローチのところで「原因はどうして？」，「なぜ」といった根源を探る種類の質問を紹介したが，これは本来この curiosity に基づくものである．

病歴に「なぜ」，「どうして？」という質問の要素を入れることは非常に重要である．

子どもはいつも「なぜ」，「なぜ」というゼロベースからの無垢な質問で大人よりも多くの新しい情報を手に入れることができる．この子どもの質問する力をよい意味で取り入れれば，患者ケアによい影響をもたらすことができる．

Curiosity の実例

Clear mind と compassion の項で例を挙げた高血圧の 78 歳女性だが，実は彼女には深夜受診に至った一つのストーリーがあった．夜間，血圧上昇に偶然気づき，驚いて受診する患者はことのほか多い．彼女もその一人だった．しかし，彼女を診察したときに「ご心配だったでしょう．ただこの深夜，この寒いなか着のみ着のまま慌ててこちらにお越しになられたのはどうしたのですか」と訊くと，彼女はそれまでのや

や上気した面持ちから一転し，声を落とした．聞けば，高血圧を指摘されていた彼女の妹が2週間前に脳出血で亡くなったとのことだった．孫が葬式のあと自分に対して血圧計を購入してくれたとのことで，この受診の直前，深夜たまたま物音がして起床したときにふと心配になり血圧を計ったところ，今までに経験したことのない150 mmHgという高い血圧であったことから，夜半救急病院に運ばれた自分の妹の姿が自分に重なったのだという．ここまで話を聞くと，慌てて夫を起こし救急病院までやって来たご本人の気持ちも十分に理解できる．「それは…辛かったでしょうね」というナースの声掛けに彼女は涙を落とした．

　関心をもって訊かなければ引き出すことができない話もある．その話が今回の受診に影響していたことが想像できたなら，単に血圧が高い女性患者というだけでなく，メンタルケアを含めて医療者側の関わり方は違ってくるだろう．

　82歳女性が失神でERに運ばれた．搬送されたときはすでに意識も元どおり回復していた．そのご婦人は身なりこそパジャマではあった．しかし，健康的で上品な雰囲気の，年齢よりやや若く見えるやせ型の女性がERの診察の椅子にきちんと腰掛けていたというのが筆者の抱いた第一印象だった．応答もはっきりして，家族の証言でも今は普段と変わらない印象とのことだった．

　ご本人の話によれば，就寝前にいつも入浴するが，その入浴後の就寝直前にクラっとしたのを最後に意識がなく，気づいたときは家族の呼んだ救急車で搬送されている途中だったという．これは初めてのことですかと尋ねてみると，実は以前も入浴後に搬送された経緯があったとのことだった．その時も救急車で別の病院に運ばれたが，湯上りでのぼせたのでしょうという判断で帰宅となっていた．

　この女性の失神の原因は，単純に入浴後で末梢血管拡張が関与したものかと思われた．しかし今回は2回目であり，病歴をより詳しく訊いてみることにした．すると，失神したのは前回も今回も就寝直前だったという．発症機転について，就寝直前のどのようなタイミングだったかが気になった．なかでも妙に気になったのは部屋の電気を消すときだったという患者の証言だった．

　患者の話では「電気(電灯)を消すときに」というフレーズが複数回登場した．部屋の電灯が関係するのだろうか．「どうして気を失ったと思いますか」という質問には，「さあ…電気を消すときになったし…クラっとしたのよね」という返事だった．

　気になったので電灯を消すポーズを再現してもらった．すると興味深いことに，電灯のスイッチが壁に設置されたものでなく，天井から吊るされたひも付きの電灯だったようで，背伸びをして左腕を動かしながら，電気を消す姿勢を取ったのである．「こうやってカチカチと…」とその瞬間，この婦人がふらついた．ややよろめきつつ椅

子に座り直し，落ち着いた．さっきと同じようにめまいがし，少し気分が悪くなったようだが意識を失ったわけではなかった．反復性の失神．反復性は閉塞性や代謝・内分泌の問題かもしれない．診察の際頸部9点の聴診を行ったところ，気になったのは左鎖骨下近傍だけに軽度の雑音を聴取したことだった．念のためその晩はご本人に入院していただき，翌朝検査を行う提案をした．ご本人は来院時無症状であり入院も不承不承だったが，翌日の頸部超音波検査では鎖骨下動脈の狭窄と椎骨脳底動脈領域の血液の逆流の再現から，診断は鎖骨下動脈盗血症候群ということで確定した．患者の話に対する curiosity が診断に貢献した一例である．

同じ患者はいない

　上の2例のように病歴のどこかに興味を引き立てるきっかけがあることで，患者の病歴により興味をもつこともあるだろう．しかし，やはりその大元には目の前の患者自体に関心があるという気持ちがあってのことと思う．その思いがそこまででなく，かつ実は不十分ながら自分のもつ情報で十分に説明がつくという思い込みに医師がとらわれてしまうと，新たな情報の可能性への道はそこで閉ざされてしまう．いわゆる早期閉鎖(premature closure，早すぎる結論)タイプのバイアスにもつながる．

　では，どのようにすれば日々続々と押し寄せる患者ら一人ひとりに興味をもつ意欲を保てるのだろうか．それは，一人ひとりの患者の多様性に気づくことだと思う．すべての患者は great case であり，社会歴など同じ人はいない．それぞれにこれまでの人生の歴史があり，そこに病歴が絡み合ってくる．そのことに気づくと病歴も診療も楽しくなる．病歴を訊くのが楽しくなれば，病歴の技術もより丁寧に洗練されていく．結果的に診断の力も向上していくだろう．

　まずは患者に興味，関心をもってより深く知ろうとしてみる．そうすることで患者の背景情報や考え方がわかり，さらに相手を理解することができ，結果としてコミュニケーションも円滑に進む．筆者自身，患者と対面するときのやり取りを通し，日常的にこの原則を実感する．

　Compassion の項で触れたように，「この方が自分の親だったら自分はどのように対応してどんなことに関心をもつのだろう」などと目の前の患者を身内に置き換えて考えてみることなどは，自分のバイアスのかかった色眼鏡をリセットする非常によい方法である．特に，自分が苦手と思う相手に関心をもつのは大事である．これは患者だけでなく同僚の医療者であっても同様で，自分が苦手な相手と思っている場合はたいてい相手も同じような感情をもっているものである．それだけに相手に関心を示し

てみることは相手だけでなく，結果的に自分を理解する手助けにもなることがある．

　広い視点をもった心を育てるために，臨床医は日常的にさまざまなものに触れることがよいと思う．物事のいろいろな見方の存在を知っておくことは，たとえ自分の理解できないことや知らないことに対しても敬意をもつことができるからである．医療の世界だけに興味を絞らず，歴史，音楽，絵画，哲学，文学，さまざまな領域にいる人との触れ合いなど，多くの分野に興味をもつことは必ずその助けになるだろう．

効果的に病歴を復元するフレームワーク
OSCA frame

"Clarify history"のところで映像化できるような病歴を心がけるという話をした．今まで示したように病歴はあくまで患者の言葉により浮かび上がったものがその完成形である．ここでは別の切り口として分析的思考の観点から，その骨格になるフレームワークを提案したい．

Key Mesh | 現病歴で重要となる情報

OSCA frame

Onset：" on 1st time" 1st time, timing
Sensation：" DR.LI" description, radiation, location, intensity
Course：" ABC" amplification, baseline, continuity
Affectors：" AAA" alleviating/aggravating/associated factor

　一般的に現病歴で重要となる情報を4項目に分類し並列化した．患者の問題点が痛みや感覚を伴う知覚関連の症状であればO，S，C，Aの4項目を，伴わなければSは不要である．

O は発症に特化した情報，S は知覚に特化した情報，C は time course のことで，症状がどのように変化したかという症状推移の情報，A はその推移に影響を与える因子についての情報である．特に診断では onset の情報が病歴のなかで最重要の位置を占めると考え，onset を第一の項目に設定した．

OSCA frame を用いた病歴の具体例

　早速このフレームワークの使い方の説明のために，実際の病歴の進行を交えて説明を加える（以下枠内は筆者が実際に頻用するフレーズ）．

> 「今日はどうされましたか」
> 「何がどんなふうに起こって，どのように感じた（考えた）か，聞かせていただけますか」

　まず話の切り出し方として，こちらが相手の物語に関心があり，その話に支持的で，かつ思いやりや優しさを感じさせる医療者側の姿勢があることが患者の心に届くアプローチだと考える．
　病歴を映像のように再現できるくらいまで多くの情報を訊き出すために，出だしは open ended question（開かれた質問）がよい．
　その際，できるだけ解答に自由度をもたせて病歴を語ってもらえるよう，「どのように」，「なぜ」などの質問を病歴を訊く早期に意図的に用いることが望ましい．

　患者が病歴を語り始めた最初の 30 秒は相手に control があることを意識する．この間に相手との間合いを計り，こちらのペースを考える．同時に，この 30 秒以内に少なくとも主訴を見抜く，そこが病歴の中心的テーマになる．

Pearl
最初の 30 秒は口を挟まない．そこが患者の病歴の中心テーマになる．

Column　患者の病歴を遮ると何が起こるか

　30秒という数字はどこからくるのか．有名かつ古典的な研究に，医師が患者の病歴に口を挟むまでの平均時間は20秒に満たないという報告がある（これは実際に筆者が救急室で研修医たちの病歴の現状を観察しても同じ結果だった）．20秒は短いと思う方が多いだろう．考えられる理由は，医師が時間に追われるためからかもしれないし，すでに最初の10秒程度の時点で診断の想起があり（それがバイアスのかかったものかもしれないが），それ以降は診断を絞り込む，はい/いいえで答えられる閉じた質問に早く移行したいからなのかもしれない．あるいは，患者のさまざまな訴えを"診断には関係性の低い素人の意見"として，患者の物語を重視しない・敬意を払わない態度の現れによるものなのかもしれない．しかし多くの場合，われわれが思う以上に，細かな病歴の情報が診断や患者ケアに重要な役割を果たすことは多いのではないだろうか．たいていはあとでわかることだが…．

　そこで，患者が病歴を語る最初の20秒よりも多めでキリのよい「30秒」の間は黙って患者の物語を傾聴してみるのはどうだろうか．医師側がダイレクトに訊きたいことを一度腹に収め，患者側のコントロールで自由に話を展開してもらうほうが，結局は総合的に多くの重要な臨床情報を運んでくることも多いだろう．クローズドに訊きたい質問はそのあとで行っても遅すぎることはないだろう．

　また，話し始めた病歴を一度妨げられてしまったあとは，患者はそれ以降病歴の物語を続けて話すことが少ないという傾向も指摘されている．そうなると，医師は不十分な情報のなかでの診断への推論を余儀なくされる．救急室で，忙殺される研修医が訊いた病歴と上級医が注意深く訊いた病歴とでは，そもそも主訴から違うということもあるのは，このような病歴に対する配慮の違いに根ざしていることも考えられる．

　ちなみに，30秒間相手の話を遮らずに相槌を打ちながら聞くというのは，話すほうも聞くほうもかなり長く感じるはずだ．しかし，それだけの長い時間黙って話を聞いてくれる余裕のある医師の態度に患者は「この医者は話を聞いてくれる」と安心を覚えてくれるかもしれない．患者が高齢者であることも多く，その場合は話がゆっくりであれば30秒間でも多くの情報が集められないかもしれない．言葉数が少ない患者は程よい相槌で話を引き出す工夫もよいと思う．

患者の話が冗長，または周辺のバックグラウンドの話だけに終始する場合，または主訴がつかみにくく曖昧で要点を得ない場合には以下の言葉を挟む．

> 「なるほど…わかりました．それでは，今日●●さんがこちらを受診されたのはどうしてですか」．
> 「そうですか．それでは××と△△と▲▲の症状があったのですね．では一つずつ教えてください．まず××についてはどのような経過でしたか」．

決して「そういう話でなくて」，「いや，私が訊いているのは…」など，否定的な語や逆説的な言葉は挟まない．

その後も基本的にcontrolは患者である．患者にcontrolを預けたまま話をしてもらうには次の言葉を使う．

> 「なるほど」
> 「よくわかります」
> 「ええ」
> 「そうだったんですね」

早い段階でラテラル・アプローチの問いかけを入れる．

> 「それで，●●さんは今回"こういう病気が疑わしい"または何か気になっている体調のことなどはありますか」

Onset：発症

Key **M**esh | **発症に関する整理事項**

"On 1st time"

Onset ──── いつ，どのように始まったか
1st time ──── 初めての発症か
Timing ──── 何をしているときだったか

　Onset 周辺の情報の種類を整理すると上記の 3 項目が挙げられる．「いつ始まったか」は現在からさかのぼってどのくらい前からという期間に注意する．

　期間が長いほど緊急性は薄れる一方，数日前からであれば急性と考え，緊急度が上がる場合が多い．特に発症間もない状態は事態の急速な悪化の可能性もありえるためにさらに注意が必要である．

　発症からの期間と同様に重要なのが発症様式である．もしこの情報をより詳しく訊きたいときは

> 「どのように症状が始まったかについて教えていただけますか」

という質問が，いつ，どのように始まったかの全体像を尋ねる質問としてよく使われる．

Onset を洗え

　何をしているときだったか，という質問は先述の「どのように症状が始まったか〜」という質問で明らかにされることが多い．さらに詳細に訊きたい場合はそれを患者に促す必要がある．

　病歴から鑑別診断が挙がる過程で鑑別につまずく原因として，病歴が十分でないこ

とはよくある.

　その対処法として特に重要なのはonset付近の現場の状況を完全にクリアにする努力を怠らないことである．この過程を経ずに不十分な情報のまま鑑別診断を考えている場合が多い．

　そこで，病歴が完全にクリアでなく診断に迷ったときの突破口は"onset周辺を徹底的に洗う"ことを考えるとよい．症状が起こったonsetの時点に焦点を当てて重点的に話を訊いてみる．そして，こちらの理解しているonsetの状況を患者に話し，

> 「なるほど…ということは，●●さんは昼まではいつもどおり過ごされていた，しかし△△のときに××ということに気づいたのですね」

というような対話形式でフィードバックしながら，患者と医師の互いの理解を一致させていくのがよりよい病歴を再現するのに確実な方法である．

突然発症

　発症様式が突然発症の場合，疾患はたいていの場合以下の病因が考えられる．

Key Mesh | 突然発症の原因

TROP

Tear/**T**orsion ──── 裂ける・捻れる
Rupture ──── 破ける
Obstruction ──── 閉塞する
Perforation/**P**enetration* ──── 穴があく・貫く

*「貫く」は異物（魚骨など）によるものと，異物ではなく炎症で壁が貫かれるものがある．そのまま瘻孔を作ることもある．また便宜的にアニサキスもここに入れる．

　患者はよく，急性発症と突然発症を混同して表現することが多い．その見分け方は，発症のタイミングを患者が正確な時間や具体的な行動で表現できるか否かであ

る．例えば「18：30に」や「重い荷物を持ち上げたその瞬間」といったように，患者が発症のタイミングを明確に特定・表現できればそれは突然発症の可能性が高い．

突然発症の疾患ではその直前となる動作が症状のきっかけになることが多く，「症状が起こったとき何をしていたか」が鑑別診断を狭めるのに役立つ．例えば，重い物を持ち上げた直後やトイレで腹圧をかけた直後では動脈壁のsheer stress上昇による動脈解離や動脈瘤の破裂を起こしやすい．直前に食事をしていた老人や幼児の呼吸困難なら誤嚥による窒息を疑う（これは病歴以前に視診でわかるかもしれない）．

発症のまさにその直前のタイミングに加え，その前後の出来事についても注意を払う．例えば先のトイレの件では，腹痛が生じてトイレに行ったのか，トイレに行ってから腹痛が出たのかなどで想起される鑑別が違ってくる．

直前のイベント以外でも重要な病歴がある．例えば，熱中症やヒューム熱などはその場の環境の情報が診断に直結する．「暑いところにいましたか」や「密閉空間でフライパンを使ったりしていなかったですか」などのclosed questionは疾患を疑わないかぎり思いつかないだろう．しかし，詳細なonsetの情報を映像化できる程度まで把握しようと努めれば，現場の状況もおのずと明らかになる．この意味からも，病歴を映像化できるくらいに再現しようとすることは結果的により正しい鑑別診断を見つけ出す感度が高い病歴技術といえる．

病歴を自分の頭の中で再現してみて，そこに映像が浮かぶか，もし浮かばない場合は病歴が曖昧だということになる．窓ガラスでいえばそこが曇っていて見通しが悪いということである．曖昧なところを明確にするように丁寧に病歴を訊くようにする．病歴をよりクリアにしようと質問をしてもはっきりした答えが返ってこないときは，同伴者や発見者に話を訊くこともできるだろう．それでも病歴が明らかにならないときは「onsetの情報は不明」と考える．病歴はあとから訊き直すこともできるので，明らかにすることがその時点で難しいと考えたらそこに固執せず，他の病歴や診察，検査に進むほうが効率がよいだろう．

初めてか否か

Onsetでもう1つ重要な質問が"初めての症状か否か"，という質問である．もしこれが初めてでなく，かつ前回と同じ症状だった場合，そのアウトカムと，場合によっては診断までが明確になっている場合がある．それだけ重要な情報にもかかわらず，患者はこの決定的な情報について訊かれるまで答えないこともよくある．この質問を訊かないために診断が遅れるケースをよく目にしている．

いつから症状があるかわからないとき

「いつから症状があるか」という onset の時間を訊く質問に対して患者がはっきり特定できない場合は，患者自身が症状の onset を明確に把握できていないか，またはどのくらい具体的な答えを返せばよいのかを理解していないということが考えられる．このような場合は以下の質問を加えると患者が答えやすくなる．

> 「なるほど，では今日の朝までは完全にいつもどおりだったのですね？」

というように，具体的な時間を質問のなかに組み込むことで時間のベンチマークを設定し，発症の時間を可能なかぎり特定しようとすることができる．または

> 「大体の目安ですが…例えばそれは半年前からなのか，1カ月前からなのか，5日前なのかというと，どのあたりでしたか」

急ぐときには，具体的な時間の選択肢を3つくらい提示して目安をつけると答えが早く返ってくることも多い．こちらは半年前なのか5日前なのかさえわからない状況だとしても，患者は7日前か6日前か5日前かを正確に答えるために悩んで時間がかかっているだけなのかもしれない．具体的な時間の選択肢を提示されると患者はその時点で「いや，1カ月も前からではないですよ，せいぜい7日だったか5日だったか…」などと答えが返ってくる．こうすれば，「いつからでしたか」というだけの開かれた質問よりもより早い答えが期待できる．

レーダーの範囲を広げる

Onset についてもう少し説明する．Onset 周辺のイベントを洗ったものの，明らかな情報が得られなかった場合，さらにその索敵範囲を広げることで情報がより明らかになることがある．例えば，onset の直前でもう1つ手がかりがつかめない場合はその前の日やさらに前の日に何が起こったか，onset の日からさかのぼって病歴にサーチライトでスキャンしていくように丁寧に訊く．

> 「それでは，その前の日はどうでしたか．その日は普段と変わらない体調でしたか」
> 「些細なことでも教えていただきたいのですが，何か思い当たることはないですか」

Pearl

病歴で困ったら onset 周辺を洗え．ヒントが隠れていることがある．

Pearl

Sudden のものは gradual onset の発症様式もありうる．その逆はない．

Course：時間推移

Course は症状の時間推移である．構成要素は3つある．

Key Mesh　症状の時間推移の要素

ABC

Amplification ───── 増幅度
Baseline ───── ベースの状態
Continuity ───── 連続性か，断続性か

Amplification（増幅度）

症状が時間経過とともにどのように変化したかを訊く．

悪化・増大であれば危険信号であり，事態の解決を急ぐ必要がある．症状が変わらないというのはまだ安心できるようにも見える．しかし，状況が変化していない（と患者が自覚している）ことは現在までの対応（対症療法の薬など）が無効または効果を

発揮するまで時間がかかるような病態か，または実は悪化しているものの薬などが悪化を抑えているだけで患者が悪化とは自覚していないだけなのかもしれない．また，進行がもともと緩徐な病態の場合には短い時間スパンだけを見ると変化がないように見えるだけ，ということもある．

Baseline

　現在の症状が時間経過でよくなってきているというのであれば，ひとまずは安心できる．しかし完全に症状が消失したかどうかがわからない．そのため，症状がなかったときのベースの状態と現在の状態を比較する．このようなときの質問の訊き方は以下．

> 「普段の症状と比べて今はいかがですか」
> 「症状のことだけでいうなら"なぜ病院にいるのだろう"というくらい，今はご自宅にいるときと変わらないくらいまったく症状がない状態ですか」
> 「普段症状がないときをゼロとしたとき，今もゼロといえますか」

　また，症状が曖昧にしか訊き出せないようなときもある．例えば，病歴を修飾してしまう以下の**"MODIFIER"**のような患者背景があるときは特に訴えがはっきりしないことが多い（詳細は141頁）．

Key Mesh　症状を修飾して歪めてしまう"霧"の原因

MODIFIER

Mental illness (esp. schizophrenia) ──── 精神科疾患（特に統合失調症）
Orofacial disorder ──── 口腔顔面の疾患
Diabetes ──── 糖尿病
Immunosuppressants (incl. steroids) ──── 免疫抑制剤（ステロイド含む）
Factitious disorder ──── 虚偽性精神障害

| **I**mpaired cognitive function ── 認知障害
| **E**lderly ── 高齢
| **R**egulated autonomic system ── 自律神経系の調節（修飾）

　そもそも一体どうしてこの患者が来院したのか，その取っかかりとなる主訴をクリアに洗い出すときにも baseline の概念が大事である．質問は以下．

> 「普段とは違う一番の症状は何ですか」
> 「今，普段の体調と比べて具体的には何が違いますか」

Continuity

　症状の連続性やその形式を指す．痛みと痛み以外についてがある．
　まず痛み以外のもので代表的なものは下痢や嘔吐，咳などである．これらは days～weeks（日単位か，週単位か）の単位で 1 日当たりの回数が変化してくるため，回数を訊くことで病状の進行や治癒の過程を推測することができる．

痛みの continuity と解剖学的アプローチ

　痛みについての continuity についてはそれが連続性なのか，断続的（間欠的）にくるのか，それとも連続的ななかに間欠的な痛みがあるのかなどを知ると解剖学的なアプローチができることがある．
　間欠痛は管腔臓器の蠕動に合わせて生じる痛みである．ただし，管腔臓器でも強い炎症，虚血，壊死などが伴うと連続性かつ増大傾向の痛みに変化するため，時間経過が重要となる．間欠痛が連続性の痛み，または何も治療していないのに痛みが突然消えたときなどは要注意である．特に後者は穿孔や穿破（消化管穿孔や脳出血の脳室穿破が典型例）でみられ，いずれも緊急性が高い．
　管腔臓器の炎症がその腹膜側まで進展した場合には体表から痛みを触れることができ，また身体所見上では腹膜刺激症状の所見を呈すことがある．
　間欠痛の 1 回の波の持続時間だが，消化管では口側からの距離が遠くなるほど痛みの 1 回の波の持続時間が長くなる印象である（数分～20 分程度）．
　間欠痛の注意点として，痛みのスパイクが強すぎると間欠的な痛みも連続的な痛み

と認識されてしまうことがある．間欠痛を疑ったときに連続性の痛みと訴えがあるなら，念のため「ずっと続くなかにも痛みの波がありますか」，「最初からずっと連続的に痛いのですか」というような詳細な訊き方をして痛みのcontinuityを明確にする．

このことは，痛みの閾値が個人差や交絡因子"**MODIFIER**"のいくつかよる修飾の影響を受けることとも関係しているだろう．

Affectors：影響因子

Key Mesh | **AAA**

Alleviating/**A**ggravating factor ──── 寛解因子・増悪因子
Associated factor ──── 関連因子

Affectors（影響因子）は，症状のamplification（増幅度）自体に影響を与える因子である．最初の2つのAはそれぞれalleviating factor（寛解因子）とaggravating factor（増悪因子）である．各論は成書に譲るが，姿勢や動作，呼吸など簡単な介入が症状に影響するものが多く，増悪・寛解因子が明らかな場合は鑑別も狭まる可能性が高い．

Associated factorは前2つのAと明確な区別はないが，症状全体に関連するようなイベント〔日内変動，食事やその具体的な食事内容，生理周期，運動，心理的変化（不安など），性行為など〕についての情報である．

Sensation：感覚関連の症状

Key Mesh | **Sensation：痛みや感覚関係のときに訊くべき項目**

DR. LI

Description ──── どのような痛み/感覚か
Referred pain ──── 他の場所が痛い/感覚異常

| **L**ocation | ──── 場所 |
| **I**ntensity | ──── 強さ |

　4つ目の項目はsensation，痛みや感覚に特異的な症状のときに登場するフレームワークである．OSCAのうち，S以外はすべてのタイプの訴えに使うが，痛みや感覚についての訴えでない場合はSは不要になる．逆に痛みや感覚の症状がある場合はSの病歴項目は必要かつ重要である．

Description

　どのような痛み，感覚かを訊く．患者によってはどんな痛みかと言われても，と口ごもる場合もあるが，「例えばナイフで突き刺されたような，とか，針でチクチク刺されたような，とか重いものが胸の上を押しつぶすような…」など，誰にでも客観的に想像がつきやすい表現の例を提示すると患者も答えやすくなる．痛みの種類で有名なものを挙げる．

息苦しさを伴う胸痛

　重く押しつぶされるような，呼吸で空気をつかめなくなる（could not catch）ようであれば，これは前壁（広範囲）の急性冠症候群に典型的な痛みだろう．

鋭い突き刺すような痛み

　典型的には膜（胸膜や腹膜）に炎症や刺激が及んだ痛みであり，物理的な動き（呼吸でさえも）で痛みが増悪するため，患者はできるだけ浅い呼吸で，ベッド上にじっとしているのが特徴的でもある．

拍動痛

　血管由来のドクドク脈打つ痛みで，片頭痛などの機能性疾患を除けば危険なもの（特に動脈瘤）が多い（脳動脈瘤や腹部大動脈瘤の切迫破裂）．動脈瘤が完全に破裂したあとは持続的な強い痛みになる．

収縮痛

キューっと，またはギューっと締めつけられるような，と表現される．平滑筋を有する管腔臓器(肝膵胆道系含む消化管，尿路，生殖器)の痛みである．この痛みがさらに鋭く強くなったものが疝痛と呼ばれるもので，尿路系の閉塞起点で起こる．

灼熱痛

焼けるような，チリチリするようなといった痛み・不快感である．粘膜の炎症や潰瘍(口腔内アフタや逆流性食道炎，消化性潰瘍)，神経痛(CRPS や多発単神経炎の疾患，帯状疱疹や burning mouth syndrome)などが多い．

裂けるような痛み

動脈が解離する(大動脈解離，椎骨動脈解離など)ような場合に典型的にみられる痛みである．

Referred pain

関連痛のこと．痛みの訊き方としては

> 「今痛い場所のほかに同時に痛いところや違和感のある場所はどこかありますか」

という質問をよく使う．そのあとに具体的に疑う関連痛の特定の場所を訊く．

Location

痛みや違和感の場所を把握するには単に「どこが痛いですか」と訊くのではなく，必ず患者自身に痛みの場所を手や指で示してもらうようにするとよい．というのも，例えば，腹部全体が痛いという訴えが実際に指してもらうと下腹部だけだった，というように，患者が医療者でもないかぎり，促されるまでは痛みの正確な場所まで特定してくれないからである．患者は痛みや感覚異常で苦しいため，症状の場所の細かいところまでは注意できないことが多く，また症状の場所の細かい違いが鑑別を変えるこ

とまでは理解していないのが普通である．

Intensity

　痛みの度合いの質問である．痛みの強さは古典的に 10 point scale（10 点スケール）で訊かれることが多い．10 が最もひどく，0 は症状がないというスケールを示し，今がどれくらいの症状かと訊くことで痛みの強さを推測する．

　数字スケールの弱点としては，痛みの時間経過による推移を把握することができても，痛み自体が主観的なものであるため明確に客観化できないことである．そこで，痛みを生活の身近なものを使って表現したり，具体的な日常行動がどのように障害されるかなどで置き換えて表現してもらうと比較的客観化できることがある．

　くも膜下出血の頭痛を形容するのによく使われる「背後から金槌で思いっきり殴られたような痛み」などは典型的である（が必ずしもそうとはかぎらない）．また，同じく頭痛では「歩けないくらい」，「じっとしていたいくらい」などの日常行動に置き換えた表現を使うと，その症状の強さが誰にでも再現性をもって想像できる．

　症状の強さを日常生活に置き換える方法の応用として，例えば「光が眩しくて目も開けられないくらいの」などの追加表現を加えれば，その症状の随伴的な質問も可能である．光が眩しい頭痛であれば，危険な鑑別疾患の筆頭に挙がるのは髄膜刺激症状を呈する髄膜炎である．

　以上，総論的な観点から **OSCA** フレームの説明と使用の実際について解説した．疾患ごとの詳細な各論事項については成書を参照されたい．

よりマクロな視点で病歴を把握する
BEO approach

　ここでもう1つ，別の軸から病歴を明確にするフレームワークを紹介する．患者が症状・疾患を抱えるに至った病歴を Background（患者背景），Exposure（曝露），Outcome（結果）の3つに分類して考える．Background は患者のもともとの医学的背景，exposure は患者が今回受けた何らかの介入，Outcome は現在の状況である．すでにある患者背景に何らかの曝露（原因）があってその結果が生じるという論理を構造化した．

BEO アプローチ　　　　　　　　　　　　　　　　　　　　　　　　　　図 14

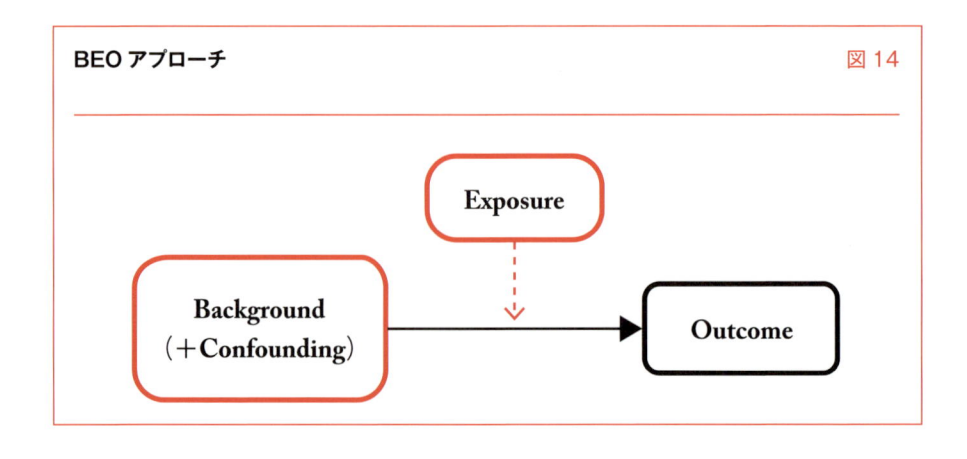

Background（＋Confounding） → Outcome

Exposure ⤵

Key Mesh | **BEO frame approach**

BEO

Background ──── 背景
  age, gender, epidemiology ──── 年齢，性別，その他の疫学情報
  ADL/IADL ──── 日常生活活動・手段的日常生活活動
  past history/medication ──── 既往歴・内服歴
  family history ──── 家族歴
  "fog": confounding factors : "MODIFIER"
    ──── "霧":交絡因子（141 頁参照）
Exposure : extrinsic cause and trigger of intrinsic condition
  "MASTER" ──── 曝露：外的病因と内的病因の引き金
  Medications (incl. ointment, OTC, smoke, alcohol, drugs)
    ──── 薬剤（含 塗貼薬，一般用医薬品，喫煙，アルコール，ドラッグ）
  Allergy, **A**nimal ──── アレルギー，動物
  Social history, **S**exual history ──── 社会歴，性交渉歴
  Travel, **T**rauma ──── 旅行歴，外傷
  Environmental change ──── 環境変化
  Regular habits (**SAD** habits : **S**moking, **A**lcohol, **D**rugs)
    ──── 嗜好歴（喫煙，アルコール，薬物）
Outcome ──── 転機

　図 14 は疫学の講義などでよくみられる Exposure と Outcome の関係を改変した図である．病歴においてもこの構造は当てはまる．Background の要素が Exposure を受け，Outcome を来す，ということである．
　このように考えると，一般的に現病歴のあとに質問される既往歴，家族歴，内服歴や社会歴の多彩な情報が 2 つの要素に分類される．Background（背景）と Exposure（曝露）の 2 つの要素である．

Background（患者背景）

　背景は既往歴や家族歴，ADL（activity of daily life）やIADL（instrumental activity of daily life）など患者が日常的に持ちうる身体・精神的条件であり，これらは症状が始まる前の患者のもともとの状態を理解するうえで必要な情報となる．

　病歴の修飾因子として重要な**MODIFIER**はもともと患者に基礎的に付随する条件であり，backgroundに含まれる．このbackgroundに含まれる項目だけでも診断に寄与する情報となりうる．飲酒は心血管，消化器，神経系や癌，結核などの発症リスクと関連があるといわれているので，飲酒歴ではこれらの疾患の存在を念頭に置くきっかけになるだろう．**MODIFIER**の各項目を背景にもつ患者，例えばステロイド長期内服中であれば，免疫能が落ちていることを考慮するので，感染症の鑑別は優先度が上がるだろう．

　またこれらBackgroundの情報は，診断だけでなく患者の経過観察の際にも重要な項目となる．例えば，免疫状態を示すhost defenceなどは，past historyやmedicationによって設定されるし，年齢や既往歴などはそれだけで患者の重症度を規定することになる．

Exposure（曝露）

　曝露に含まれる**MASTER**，**SAD habits**などの語呂合わせでまとめた項目は，Backgroundの背景をもつ患者に何らかの外的介入情報が入ったことを具体的に項目化したものである．Backgroundに対するExposureによりOutcomeとしての症状や病態を呈した．

BEOの意義

　BEOはOSCAと違い，患者の基礎情報や，より長い経過の情報も含む．この点から，BEOのコンセプトをいつも考慮しておけば，よりマクロ的な視野でも診断へ

のアプローチが可能となる.

　一方，BとEの各項目はよく医学生が大学などで教わる規範的な病歴の項目を形式化したものだが，各項目の情報は病歴を交通整理するうえで有用なものが多い．患者を前にして訊くべき基礎的項目としてB，Eの各項目を頭の中に展開しておくことは認知強化の観点からも重要である．

　もともとこのBEOのフレームワークは，「病歴をとるうえで訊かなければならない項目が多く，何らかの覚えやすい整理方法がないか」という学生の声をきっかけに作成したものである．彼らの役に立ってくれればと思う．

病歴に並ぶもう一つのアート

身体診察の重要性

　この章は病歴についての章だが，診断に大きな役割を果たす身体診察についても触れておきたい．筆者が主に日本や米国で学生・研修医と仕事をするなかで特に気がかりに思うのは，身体診察についての教育文化が少なくとも日米では希薄なことである．カンファレンス室での知識重視型の教育は，世界標準の手法として日々現場で盛んに行われている．一方，実際に患者を診察して学生・研修医らを上級医がフィードバックするベッドサイド教育にはそれほど光が当たっていないのが，日本や米国など一部の医療先進国における現在の医学教育の傾向のようである．その光の当たらないベッドサイド教育の中核に身体診察の教育がある．

身体診察のメリット

　身体診察はその低侵襲性，低コスト性，迅速性から，病歴に続き非常に有用な検査といえる．特に病歴が訊き取れない患者や，前述の"**MODIFIER**"などの特徴をもった患者には病歴をスキップせざるをえない．その場合，高額・侵襲性の高い検査の前に身体診察がまず行われる検査となるはずである．仮に身体診察を飛ばしてカルテ上や血液・画像上のデータだけで議論するとどうなるか．それは患者を無機質に客観化したパラメータだけで評価することになり，患者の外観やバイタルサインといった基本評価項目や，時に言語化しにくい「見ればわかる」動的な身体診察上の表現という重要な観察項目を見逃すことになりかねない．この項目の内訳は重症感，直観的診断に結

びつく外観の印象，画像や血液検査には表現されない定性的所見（例えば吸気のcrackleであれば，時相の変化やその音の湿潤度など）である．これらは，一般的な機器を用いた検査ではわかりにくい，しかし病態把握にきわめて有用な検査所見を含んでいる．

身体診察をめぐる問題点

　身体診察がそれほど重視されなくなっている背景には2つあると筆者は考えている．1つは身体診察の評価は採血・画像検査などの高度な検査技術に比べ，アナログ的で定量化しにくくかつ再現性が必ずしも高くないため，評価が信用に足らないと誤解されがちだということ．もう1つは身体診察の重要性を伝える人材が少なく，身体診察技術を継承する文化が希薄になってしまっていることである．

再現性についての考察

　身体診察のアナログ性・再現性についてはその科学的妥当性を検証すべく，『Journal of American Medical Association（JAMA）』をはじめとした雑誌で各所見の感度・特異度を論じる報告も続いている．感度・特異度の高い所見は注目されるべきであるが，逆にそれが低い所見の場合，ではその伝統的な身体診察技術を切り捨ててよいのだろうか．私はそうは考えていない．理由として，感度・特異度を定量化した報告の妥当性自体が時にまちまちであること，また身体診察の技術の精度自体が術者依存性であることなどである．つまり，その定量化自体が必ずしも信用に足る指標になっているとはいえず，個々の診察技術の有用性を否定するには十分な根拠がないことが挙げられる．加えて，身体診察技術の利用可能性もある．ある患者を目の前にして身体診察のほかに診断の手段がないとき，感度・特異度が低いからとその身体診察をあえて用いない医師がいるだろうか．これらの理由が，現存する身体診察技術をとりあえずはひとつ残らず保護して継承したいという筆者の気持ちの裏づけになっている．

　身体診察の信用性についての問題は，適切な身体診察の訓練を経ることでその評価の妥当性が高まるだろう．この点については，以下の教育資源の項目に詳細を述べる．

身体診察技術の教育資源についての考察

　身体診察はすべての診察技術において上級者が付きっきりで指導しなければならな

いということは必ずしもない．最近では心肺の聴診音源や優れた身体診察の教科書をはじめ，多くの教育リソースが出回っており，学習の助けになるだろう．また研修医にとっては，どのような研修施設に勤務していてもそれぞれの臓器の診察に熱心な専門科医師が少なくとも1人くらいはいるはずである．もし適切な指導医が見つからない場合でも，先述した教育リソースを丁寧に読み解き，いつか診察の上手な医師に出会ったときに質問とフィードバックを求めるということで教育の補完は可能である．最近は院外でもさまざまな身体診察の教育機会があるので，それも助けになるだろう．これを書いている筆者こそすべての診察技術を1人の指導医から教わったわけではなく，さまざまな国・地域の医師や，時には書物・文献から身体診察を教わった経緯がある（なかにはその国にしか伝わっていない診察の手法もあった）．

身体診察の教育側の人材不足問題に対してのよいニュースは，身体診察の重要性を実感する医師たちが熱心にその重要性を後進に広く伝えていく活動が最近活発になってきていることである．日本では各地の教育病院の若手医師らが，米国では「Stanford 25」のプロジェクト（http://stanfordmedicine25.stanford.edu/about/）など大学が主導で身体診察教育の重点化を推進している動きがみられる．このような教育の連鎖を育てつつサポートすることが今後の身体診察教育の発展には最も重要だと考えている．

身体所見のもう一つの重要性

　最後に，医療行為全体における身体診察のもつ重要性をあらためて強調したい．身体診察は検査の一手段にとどまらない．その理由は，身体診察が非言語のコミュニケーションの役割をもっているからである．医師（医療者）から触れられることは患者にとって特別な意味がある．それは，モニターやカルテに集積された情報から自分を分析されているのではなく，「心配ないですよ．私はあなたを診ていて，ちゃんと傍にいますよ」という医師からのメッセージも込められている．読者の方にも経験があることであろう．手当てが care と訳されるように，心細いときに優しく触れられるだけで，それが仮に何か特別な意味のある動作でなかったとしても患者側は安心できるものである．身体診察の目的は単に診断・治療のために異常所見を検出することだけではない．患者を爪，掌から始まり体全体をよく診察し，会話の途中では患者の心の動きに応じて優しく手を添える．筆者自身患者を目の前にしたとき頭にはいつも，恩師の Tierney 教授が患者に優しく手を当てて話を訊いている姿が浮かぶ．その姿は患者を一つの症例ではなく，一人の個人として敬意を払って診察する，診察における最も基本的で重要なコミュニケーションの姿を教えていると感じる．

戦略編 IV
Strategy IV

現場における診断学教育

――本章では，これまであまり強調されていなかった，しかし今後行われることが現場での診断技術教育に貢献すると思われる構想を解説する．

思考を鍛えるカンファレンス

　研修病院などで行われる教育的カンファレンスには2種類ある．知識ベースのカンファレンスと思考ベースのカンファレンスである．

　知識ベースのカンファレンスは didactic lecture（ダイダクティックレクチャー）と呼ばれる，EBM（Evidence-based medicine）などを考慮した既存の（主に各論的な）知識を共有し，参加者の知識を標準化するための一方向型のレクチャーが主体である．

　一方，思考ベースのカンファレンスはケースカンファレンスなどに代表される，問題発見解決型のディスカッションをベースとした双方向型のカンファレンスである．

知識共有型のカンファレンスの限界

　まず知識ベースのレクチャーカンファレンスだが，忙しい臨床業務の時間を割いて，目の前の患者と直接関連のない単一の各論的トピックの共有を行うことは教育効率の観点からは最良とはいえなさそうである．担当する患者の病気が医師ごとに違うこともあり，各臨床医がその時に知りたい情報はそれぞれ別のことかもしれない．

　各論・知識共有型のレクチャーカンファレンスでは，運営側はトピックを決めるだけでよいため運営側には容易さと満足感をもたらす一方，発表する側はカンファレンス準備の時間コストに見合った学習効果との釣り合いがとれず，多くの場合発表準備者に臨床業務以外の負担を強いることになる．発表を聞く側も，トピックがまさに今自分の担当患者に関連のあるトピックではないため，学習効果は期待されるほど高くはないだろう．

　インターネット全盛の現代，どのような地域で働いても情報のリソースの質・量，アクセスは医師間でそれほど差がない．医療者各自が最も必要とするタイミングで，必要な最新知識を目の前に患者がいるリアルタイムでおさらいするほうが，自分と直に関連しないトピックを一方的に聞かされるよりずっと効率的ではないかと感じる．もし臨床現場で必要な知識を補うのであれば，科全体で行う一方向性の知識共有でなく，各科の診療チーム内で回診時などにスマートフォンや通信デバイスを使用して，「その場で調べ，即共有する」という即時的でニーズに即した知識の共有方法のほうがよほど効率的な気もする．

　知識共有型のレクチャーカンファレンスも，全員で一挙に共有したほうが効果的な総論的トピックや，各論でもそのトピックが誰も知らない新規性のあるものだった

り，その情報の周知がリアルタイムに多数に必要な時（例えば，何かの感染症が病院のある地域や病院内で流行したときにその対策の知識共有を行う場合など）は効率的な教育効果があるが，それ以外では最小限に行うほうがよいと筆者は考える．

思考ベースのカンファレンスの可能性

　一方，ケースカンファレンスなどの参加者の思考活動を促すカンファレンスは臨床医の総論的な思考力を鍛える意図がある．事前の準備もそれほどいらず，かつ双方向的であり各自が積極的に学ぶチャンスを得ることができる．一般的なケースカンファレンスや前項で紹介した「診断戦略カンファレンス」などがこの思考型カンファレンスの好例である．知識はいつでもどこでも手に入れることができるが，思考過程を皆で議論し共有することは複数の医師が集まる場でしか行えず，カンファレンスを開く意義は高いと考える．また，National Training Laboratories が出典とされるラーニングピラミッドによれば，講義を聞くだけでは半年後の学習定着率が 5% であるのに対し，双方向性の議論では 50% の定着率があるとされていることからも，双方向性の議論を通した学習効率は講義型のものよりもよいといえる．

臨床教育の主軸はベッドサイド教育[*]

　さらに強調すべき重要なこととして，臨床医に必要なのは「ベッドサイドでどれだけ観察し，考えて戦えるか」という現場での洞察力や決断力である．知識はベッドサイドでなくても鍛えられるが，この洞察力や考える力，決断する力の訓練こそ，ベッドサイドで患者を目の前にしなければ鍛えることができない．医療施設は臨床現場でのリアルな教育ができる場である．いわゆるベッドサイド教育がこの教育に相当する．実際に患者を目の前にして，どのように診察し，何を考えて，さらにどのようなアクションを起こすか．ベッドサイドでの観察と思考とアクションの一連の動きとフィードバックこそ，臨床医が力をつけるのに最適であり，臨床医の訓練の中核をなすものだと思う．カンファレンス室で行う教育はあくまで議論やシミュレーションが中心のリアリティを実感しにくい教育であり，ベッドサイドで実際の患者ケアを通し，見て，訊いて，感じて，考えて手を動かしてフィードバックを受ける教育には情

---

[*] ここでいうベッドサイド教育はカンファレンス室で行う教育ではない，患者を前にした現場教育という意味である．

報の鮮烈さ，リアルさ，記憶の定着でかなわないからである．シミュレーション教育も現場の追体験・現場の近似体験としてはすばらしいものである一方，実際の生身の臨床とはまた一線を画す．

　仮にベッドサイドを離れたカンファレンス室で行う教育をする場合も，ケースカンファレンスなど症例ベースの思考力を鍛えるカンファレンスであれば，思考回路の訓練としてはベッドサイド教育の次善のオプションとしてはよいかもしれない．症例が対象のカンファレンスであれば，ケースの対象になった実際の患者をすぐ診に行くこともできるというようにベッドサイド教育への移行も可能である．ベッドサイドで実際に患者を診察し，自分たちがどのような思考回路で患者を診察したかのリアルなフィードバックを得ることもできるだろう．

Division of Diagnostic Medicine (DDM)の設置

　病院でのセッティングを前提に話を進める．院内で，診断に特化した部門を設置するのはどうだろうか．各専門科部門から横断的に人材を登用し，院内における診断ブレーン集団を結成するのである．それが division of diagnostic medicine (DDM) という診療科横断的な診断特化部門である．業務は診断コンサルテーションとするが，総合内科（general internal medicine；GIM）が院内に存在すればこの業務を受け入れてもよいかもしれない．総合内科という診療科に内在しうる強みとして，困難症例の診断力というものが期待されることが多いからである．しかし診断は GIM の専売特許ではなく，総合内科も病棟マネジメントが他科同様に多いため，診断に特化した別グループを設置するほうがクリアカットで誰にでもわかりやすい．ただし，院内で診断困難症例に対して GIM コンサルトがすでに存在する場合はその GIM が DDM と同じ役割になるだろう．

DDM のチーム編成とミッション

　DDM では各科選抜の横断的チーム編成をする(図15)．DDM は院内の各担当チーム内で診断困難症例が発生したときにコンサルテーションを受ける．もともとの担当チームに診断に特化した役割をもつ暫定メンバーとして DDM が加わり，最適解を

DDM の構成図　　　　　　　　　　　　　　　　　　　　　　　　　　　図 15

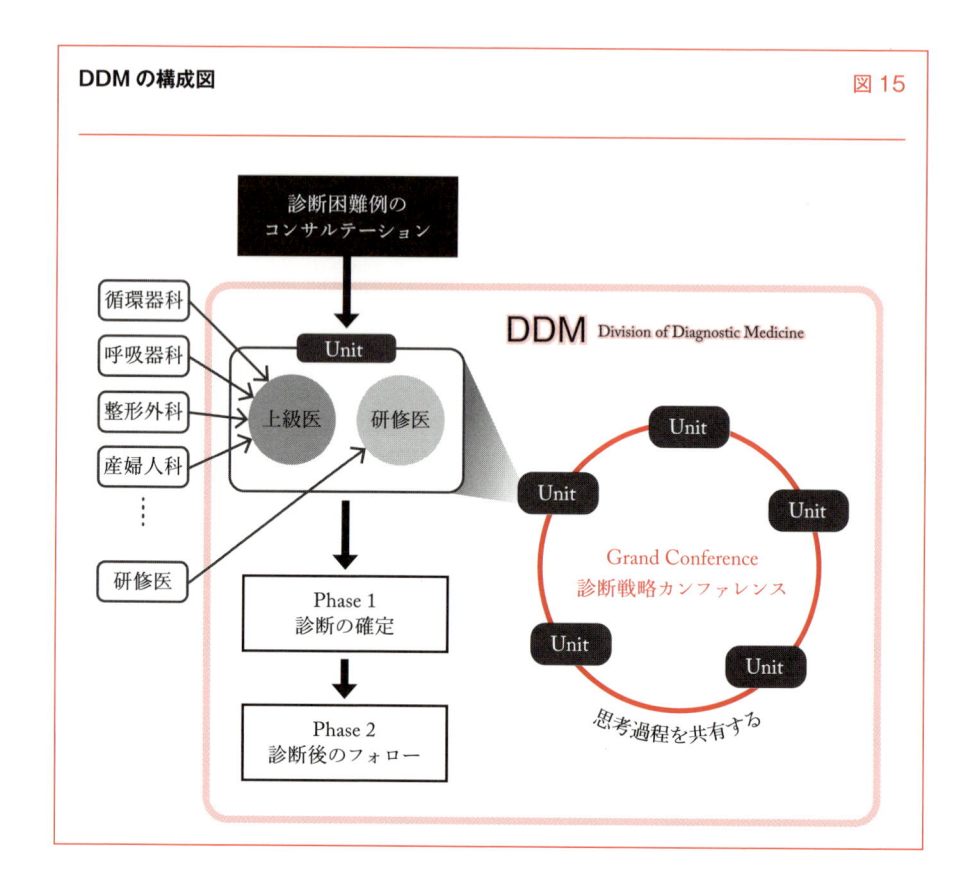

オリジナルメンバーとともに議論・追求する．

　DDM の業務は診断確定までが 1 つの区切りだが（phase 1），その後定期的にその患者について診療経過をフォローする（phase 2）．

　Phase 1 は診断仮説の作成と診断プラン立案までが業務である．コンサルトを依頼したクライアント側のチームとともに，または独自に患者のもとを訪れ情報を収集し，ユニット内で議論し，また困難例では DDM 内の grand conference（GC）で多面的な視点から診断を突き詰め，最も妥当性が高い診断仮説と診断プラン立案をクライアントのチームに提案する．なお，プランの中に侵襲的診断が必要になる場合はクライアントのチームメンバーまたは彼らを介し，各科該当の専門科にその手技を依頼することになる．

　Phase 2 は診断後のフォローの期間とする．診断は，診断をつけたあとも診断前と

128　Strategy

同様に重要である．なぜなら，その診断後の治療経過，典型像の診断とは違う表現型の臨床経過などを追跡し知っておくことが，診断のプロセスに与えるフィードバックとして大きな意義をもつからである．同時に，この phase 2 は phase 1 で行った診断の妥当性や思考回路を振り返る診断プロセスの補完的な役割を担う．

　DDM の構成はツーマンセル（二人一組）を 1 ユニットとするユニットの複数が集合体となった集団とする．選抜メンバーということもあり，division 自体は比較的少人数になるだろう．入院対象患者の患者背景，診断困難患者の数，院内医師の平均的診療レベルなどにもよるが，大まかに 50 ベッド当たり 1 ユニットの設置というところだろうか．

　1 ユニットの 2 名はスタッフまたはアテンディングクラスの上級医プラス研修医という屋根瓦構造になっている．次項で詳しく述べるが，このユニット活動は診断の前線に研修医を送り出し，現場での診断思考を重点的に鍛えるという教育の場でもある．上級医の専門科は，コンサルト対象の症例が診断上考慮を要する疾患の専門科が適切かもしれない．最終診断がコンサルト時に予想しえなかったような専門科の疾患になることも想定されるが，そこは GC で複数以上の専門科でカバーすれば複眼的視野から診断を追い詰めることができる．

　DDM の部門内カンファレンスとしては，現在，各ユニットが担当する症例を集めた先述の GC を中核に，前述した「診断戦略カンファレンス（diagnostic strategy conference；DSC）」など診断に特化した思考過程を訓練するケースカンファレンスを行う．カンファレンスの基本は思考過程をシェアし，各自のスキルを吟味しフィードバックするものであり，教科書的知識を共有する類のカンファレンスは必要時以外行わず，ユニット内でフレキシブルに知識を共有する方針とする．

研修医の DDM ローテーション

　研修医のローテーションの一つに，DDM を必須ローテーションの一つとして組み込むのはどうだろうか．キャリアの若い研修医たちに一定期間の間，診断に特化した思考訓練を行うことはその後の診断能力と診断力向上へのモチベーション・取り組みによい影響を及ぼすことが期待される．

　DDM ローテーターの研修医は DDM のユニットの前線に配置され，診断困難症例の診断の思考訓練と実戦に特化した現場でのトレーニングを行う．クライアントの

患者受け持ちチームのメンバーと一堂に会し，これまで得た情報を病棟に設置した白板を前に議論し，診断の決勝点となる KFD を洗い出し，必要な情報が浮かべば足繁く患者のもとに足を運ぶ．その繰り返しである．

　研修医をスーパーバイズする DDM の上級医はそのサポートと指導，思考過程のフィードバックを行うことで，上級医の診断スキルに近づくための到達点を研修医に提示する．ローテーションの初期段階では，情報収集・診断プラン立案の過程についてできるかぎり研修医の独立した行動を促し，能動的な環境を提供する．そのことにより，モチベーションの高い研修医は自分の診断技術を縦横に発揮して試すことができ，モチベーションの上がらない研修医も自分の診断コンサルタントとしての前線での任務に責任感をもって行動しなければならないため，いずれの種類の研修医にも行動のインセンティブが発生する．上級医はこれをポジティブな視点から支援する．研修医は診断を含めた診察技術が未熟なため，放任しすぎず，適宜アドバイスと指導を加える．

プロブレムを漏らさず挙げる訓練

　多くの学生や研修医が病歴を訊くときは，ベッドサイドでメモをしながら情報を集めていることが多いのに対し，指導医は何も持たず病歴を訊いている姿が一般的である．

上級医と研修医の違い

　ナチュラルスピードで話される病歴を要点を押さえつつ漏らしなくメモを取ることは，速記の技術でもないかぎりなかなか難しい．またメモ帳を見るよりも，患者の目や表情，身体の佇まいや雰囲気に目を配りながら患者の話を訊くほうがよりクリアに患者のことを理解できるのは明白であるため，できればメモを取ることなくリラックスして病歴を訊けることができればよい．

　冒頭の学生・研修医と指導医の違いは，診断に特筆すべき有意な情報を見抜くための情報処理能力，さらには病歴すべての臨床情報の中からKFDを見抜く力によるものである．

　病歴を訊く経験に慣れた上級医たちは，例えば30分程度の診察のあとでも要点を明確にしつつ病歴を再現することができ，かつその情報の中でも診断に貢献する情報に着目し，さらにKFDに付随的する情報を明るみに出すための行動に移ることができる．

一方，学生や研修医がメモを取る理由を考えてみるとおそらく次のような理由ではないだろうか．彼らは患者の症状から想起される鑑別疾患群それぞれのスクリプト（典型的な経過，病歴）に明るくないため，メモすべき情報を取捨選択できない，つまりどれを当たり前に聞き流してよい情報かがわからない，そのために情報の優先順位をつけることができず，多くの情報を頭にとどめておかなければならないという意識からメモ行動に移ってしまうということだと想像される．言い換えると，上級医と学生・研修医の違いは集めた情報の優先順位づけの能力が違うということがいえるかもしれない．

プロブレムリストの作り方

　情報の優先順位づけを訓練する方法として図16の方法を提案する．患者から病歴を訊いてきたら，それをもとにカルテを書く．ここまでは通常どおりである．その後このカルテの個人情報を除いた部分を複写し，カルテの文章を最初から読み始める．冒頭から読み進め，診断をつけるうえで有用だと思われるキーワードやセンテンスを1つ残らず選び，そこにラインマーカーを引く．この作業を病歴だけで行ってもよいし，診察，検査までを含めた情報で行ってもよいだろう．こうして抽出されたラインマーカーの箇所がプロブレムリストの各プロブレムに該当する．これをすべて横に書き出し，重要と思う順に並べ替える．さらにそのなかでも診断に鍵となるプロブレム（つまりこれがKFD）を選び出す．この作業を研修医（または学生）が行い，それを上級医に提示してフィードバックしてもらう．抽出できていないプロブレムがあった場合にはそれが抽出できなかった原因についての振り返りを行い，優先順位づけが上級医が想定していた場合と異なっていたときはその違いについて議論する．この作業を通し，得られた情報からその情報の優先順位を上級医に近づけられるように訓練する．もちろん上級医によっても情報の優先順位づけの能力は異なるので，1人の上級医よりも時々上級医を替えてフィードバックしてもらうのがよいだろう．

　この作業は精緻に再現された病歴に基づくことが望ましい．病歴を映像化できるように再現する技術については病歴のセクションで触れたのでそちらを参考頂きたい．
　上記でラインマーカーを使用するというのはディフォルメの表現である．実際はカルテを複写する必要もなく，電子カルテ上のカルテをなぞりながら研修医（学生）が上級医とKFDの探し方を上記の方法で議論するのでもよい．

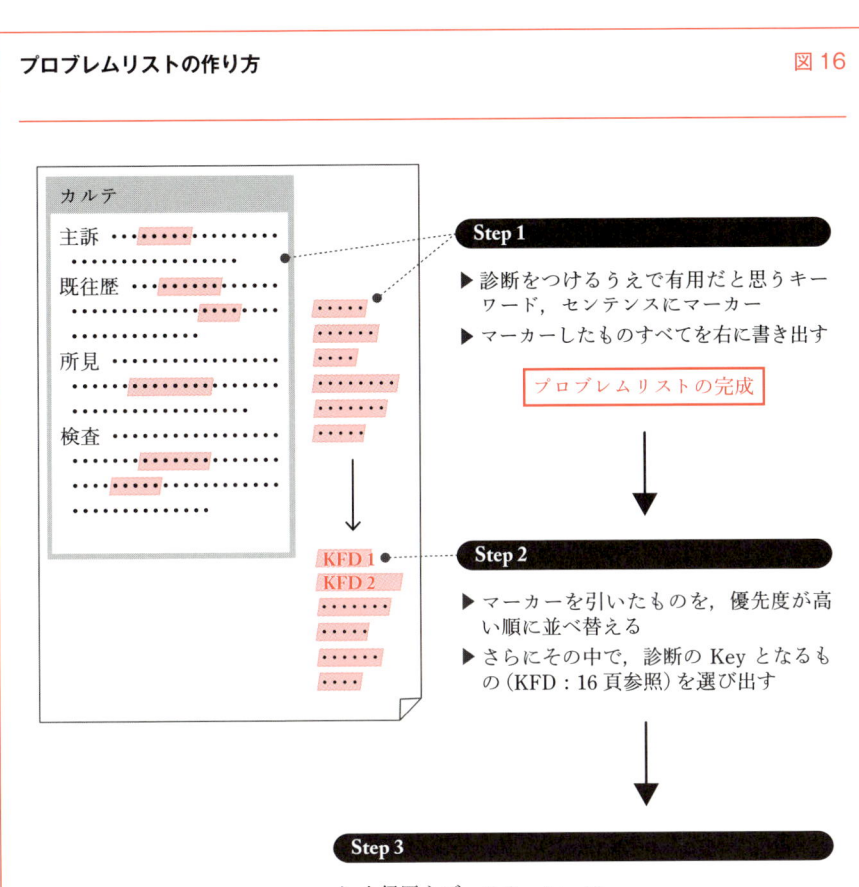

プロブレムリストの作り方　　　　　　　　　　　　　　　図 16

```
カルテ
主訴 ………………
　…………
既往歴 ……………
　………………
所見 ………………
　……………
検査 ………………
　………………
　…………
```

KFD 1
KFD 2

Step 1
- ▶ 診断をつけるうえで有用だと思うキーワード，センテンスにマーカー
- ▶ マーカーしたものすべてを右に書き出す

　　プロブレムリストの完成

Step 2
- ▶ マーカーを引いたものを，優先度が高い順に並べ替える
- ▶ さらにその中で，診断のKeyとなるもの（KFD：16頁参照）を選び出す

Step 3
- ▶ 上級医とディスカッション
  - ・プロブレムリストにもれはなかったか
  - ・優先度は妥当だったか
  - ・Keyとなるものは間違っていなかったか
- ▶ 上級医との差について，議論を深める

診断をあきらめない

執念の診断例

　診断をあきらめないことが功を奏した別の好例を紹介したい．先日あるカンファレンスで提示された症例はこうだった．

　主治医がある病気を疑い，検体を確保した．国内で知るかぎりの信用できる何人もの病理医に相談したものの明らかな診断が得られず，その仮診断した疾患は否定的だとのコメントが相次いだ．その他に思い当たる鑑別もなく，患者の容態は次第に悪くなる一方だった．病理医らに「違う」とは言われたものの，この主治医はどうしても想起した診断の可能性を否定できる気にはなれなかった．直観と論理的思考を駆使し，臨床的には疑いを消すことができなかったのである．そこで，その病気を世界で最もよく診ているとされるフランスの病理医師に検体を送ったところ，見事，狙ったとおりWhipple病の診断で間違いないという返事が返ってきたのだった．診断に基づいて速やかに治療を開始すると，ほどなく患者は健康を取り戻し，元気に退院していったという．

　病理医は病理の専門家だが，どんなに熟練した専門家でもコンサルトを受けるような難しいケースであれば診断が困難だったり，診断のエラーをしてしまったりすることはありうるだろう．検査も専門科の診断力も，感度・特異度100％ということはない．だからこそ他科へのコンサルトの返事に引きずられて100％その返事を鵜呑みに

するのではなく，腑に落ちない場合は「陰性」，「違う」と言われてももう一度調べてみる．その結果が専門家たちの意見を翻して「陽性」，「やっぱりそうだった」というように本当に診断を突き止められたら，これはすばらしいことではないか．治療介入によって状況がよくなるような疾患ならなおさらである．

　診断の力を伸ばしていくためには，たとえ些細なことでも診断にこだわり，また疑問が残るなら自分を曲げず徹底的に問題と疑問をクリアにしようと問い続け，考え続けることを心がける．その気概が医師の成長曲線にもよい影響を与えることは，熱心な後輩たちを見ながら日々実感している．件のフランスまで検体を送った医師の診断にもかける姿勢・信念と執念に拍手を送りたい．

診断の武器と盾

　忙しい診療の毎日では体も心も疲弊する．久々の連休で職場を数日離れてのんびり過ごすときに感じるのは，臨床現場での毎日は自分が意識する以上にストレスを抱えやすい環境だということである．楽しく充実した仕事ができていたとしても，病気に苦しむ患者のケアをすること，それにまつわるさまざまな部署や業種との連携に心を砕くこと，さらにチームのメンバーとの連携を考えつつ動くことは，単に忙しいだけ以上に心身への負担がかかっているのかもしれない．そのようななか，診断の行為が患者ケアの方針決定にかかわる根本的な業務になりうるにもかかわらず，それを追求する執念や集中力が途切れてしまうことが時に起こる．特に経験やキャパシティが少なく，一方さまざまな業務の負荷の大きい研修医の層にこの傾向が多くみられる．

　本書で紹介する診断戦略・戦術の原則は複雑な病歴・病状を伴う診断困難例で威力を発揮することはもちろんである．しかし，有用な原則論の武器(診断戦略・戦術)をせっかく装備していても，診断を追求する心が弱いとその武器を使いこなすまでもなく診断自体が闇に放り去られ，みすみす患者の病気を診断しないまま放置することになる．これは敵前逃亡ともいえる．原因不明の病という敵に追われ，助けを求めてきた患者を前に，強力な武器を備えた戦士(医師)が背を向け敵前逃亡をするほどぶざまなことはない．

　目の前の患者は診断(治療)が困難といわれるほど，肉体的にも精神的にも一生に一度の窮地かもしれない．患者の心情の細かいところまで医師が必ずしも把握できるとはかぎらない．だからこそ，それを補うためにこちらは持ちうる最大の力とパフォー

マンスを発揮したい．医師として生き残るために，それこそ明日医師人生が終わっても悔いのないくらいに全力を尽くすほかない．診断能力の高い医師，知識のある医師はいくらでもいる．臨床能力はコンテストではない．しかし，診断力を高めていくことを追求する心は大切で，そのために最も重要なことは，患者への献身，診断への情熱，常に全力を出す気迫，そこに人生を賭ける意志だと思う．

　こちらが心身ともに疲弊しきっていても，診断をあきらめず追求するだけの情熱を明々と燃やし戦い続けること．そのことで，病に陰った患者の毎日が再び健康を取り戻す希望の光になるだろう．その意味で，診断戦略思考をわれわれの武器とするなら，戦い続ける炎の心は患者を守る堅牢な盾かもしれない．

　ベッドサイドから逃げず，足を運び，患者とともに戦う．五感を研ぎ澄まし，患者の物語や身体のサインを目ざとく捉え，直観的思考とGrand-MLAまで含めた分析的思考，数々の戦略・戦術を駆使して，あきらめずに患者の問題とともに向き合う．このあきらめない取り組みが診断を白日の下に晒せることも少なくない．そして，その努力の積み重ねこそが明日の難症例と戦う力につながるだろう．

Column　武器と盾の向こうに

　診断が困難な症例であるほど，患者の不安や身体的ストレスも大きくなる可能性がある．患者にとって自分の病気の原因が何かわからないということは，患者にとって想像できる疾患であってもなくても，独特の恐怖と不安を患者にもたらす．診断不明で入院している患者の場合は特に在院日数も長引き，侵襲的な検査も増え，そのうえクリアカットでない病状説明を受ける患者や家族の現状に対する苛立ちや，やるせない気持ちも想像に難くない．このような時こそ医師や医療者の総合力が試されるのかもしれない．主治医になった立場なら特に，その患者にとって主治医の自分が最後の砦である．患者の物語，身体のサインだけでなく，患者や家族の微妙な心の動きも捉えるべく五感のアンテナをいつも以上に研ぎ澄まし，丁寧で包括的なケアが必要になるだろう．

戦術編
Tactics

戦術編 I
Tactics I

注意すべき いくつかの戦術的要所

――本章からは，診断のより局所的場面で意識するとよいポイントや，陥りがちなピットフォール（落とし穴）を記載した．

診断を困難にする"霧"への対処法

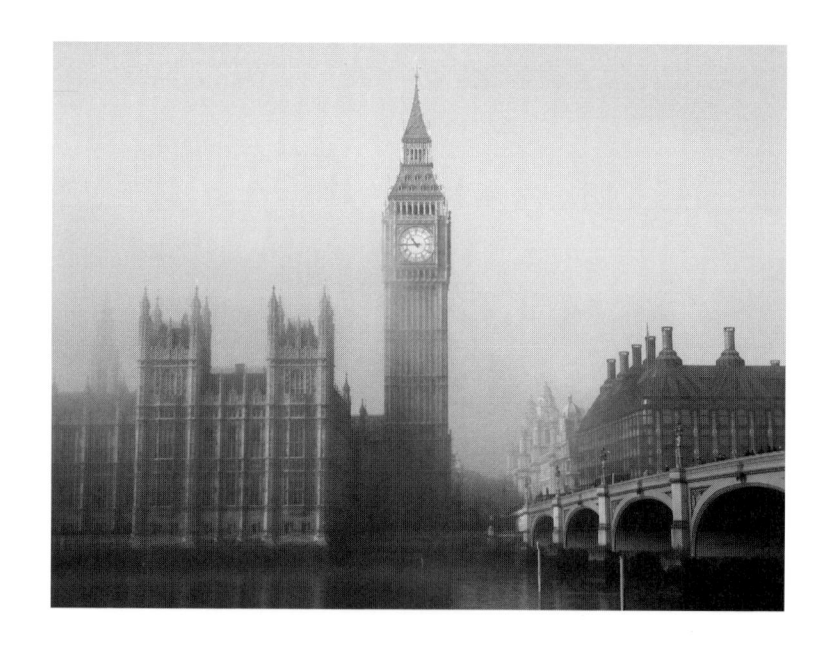

　診断に最も必要となる情報が，もともと患者のもつ病気や状態でわかりにくく隠されてしまうことがある．
　糖尿病や神経変性疾患で自律神経に影響を受けた患者が，本来訴えるはずの痛みを訴えなかったり，認知症や精神疾患で症状を正確に訴えられないために必要となる臨床情報（病歴，バイタルサイン，身体所見）が得られにくくなったり，たとえ情報が得られたとしても判断材料として妥当なものでなくなったり，思いやりや洞察力に欠けた医療者から妥当な情報ではないと不当に扱われてしまったりする可能性がある．そ

の他の例では，免疫抑制のために熱や白血球・炎症反応の値が上がりにくくなったり，βブロッカー服用中のために，熱や脱水があっても脈が速くならなかったりするということもある．口腔や顔面に問題を抱える患者の場合は病歴自体を訴えることが困難な場合があり，病歴が不十分になりがちである．

診断の視界を遮る交絡因子

　診断という目的地を目指すために必要な手がかりとなる情報を探すわれわれにとって，これらの交絡因子はちょうどその進路の視界を遮る霧のようなものである．戦略眼の説明で行った"戦場の霧"ともいえる（15頁）．霧と呼べる病態を以下に挙げる．

Key Mesh　症状を修飾して歪めてしまう"霧"の原因

MODIFIER

Mental illness (esp. schizophrenia)
　　──精神科疾患（特に統合失調症）
Orofacial disorder　　──口腔顔面の疾患
Diabetes　──糖尿病
Immunosuppressants (incl. steroids)
　　──免疫抑制剤（ステロイド含む）
Factitious disorder　　──虚偽性精神障害
Impaired cognitive function　　──認知障害
Elderly　──高齢
Regulated autonomic system　　──自律神経系の調節（修飾）

臨床情報の信憑性に注意する

　患者の基礎情報にこれら **MODIFIER** が含まれるときは注意を要する．病歴を含む臨床情報のデータが患者の意図とは無関係に歪曲されて表現される場合があるからである．言い換えると，これらが患者のバックグラウンド（→ BEO アプローチ，116 頁）として存在する場合には，病歴や身体所見，場合により臨床検査なども修飾を受けているものとして油断は禁物である．その場合，病歴やバイタルサインを含む身体診察の情報さえ欺かれてしまうことも考えられるため，より高次の検査に進む閾値を下げることで疾患の検出感度を上げることが必要になるかもしれない．ちなみに病歴について，**MODIFIER** があると認知した時点で本人から正確な病歴を訊き出すことが難しいか，または病歴の信憑性が薄いと判断したのであれば，同伴者や家族，またはその場にいた医療者（救急搬送患者なら救急隊，病棟での出来事ならナースなど）らの証言も患者の代弁者として重要な情報源になりうる．もちろん，その信憑性にも注意を払う必要がある．

ブイ（buoy）疾患

> *Episode*
>
> 　あなたは当直の医師．ある晩，66歳の糖尿病患者が数時間前から始まった倦怠感でERに搬送された．診察すると，息が上がっているのか，口を開けて空気を吸い込むような大きな呼吸が目立っていた．採血をチェックすると血糖値は620．血液ガス検査から著明なアシドーシスを認めた．あなたは糖尿病性ケトアシドーシス（DKA）と診断して輸液，インスリン持続注射などで迅速に治療を開始した．
>
> 　一通りの処置が終わって入院手続きも終わり，ふとモニターをチェックすると，あなたは患者の脈拍が血管内脱水の割にやけに遅いことに気づいた．気になり12誘導心電図を施行した．すると下壁誘導でSTの上昇を認め，そして右胸部誘導でのST上昇を認めた．下壁右壁の急性心筋梗塞を疑い，あなたは慌てて循環器内科のオンコール医師に連絡を取ることになった．
>
> 　患者の最初のプレゼンテーションから，この医師はこの患者がDKAだと判明し，治療を開始した．しかし，実は急な高血糖は心筋梗塞に伴って起こった可能性が高いというケースであった．基礎疾患の糖尿病による自律神経失調の交絡で心筋梗塞自体の典型的胸痛がマスクされていた可能性もある．

ブイ疾患　　　　　　　　　　　　　　　　　　　　　　　　図 17

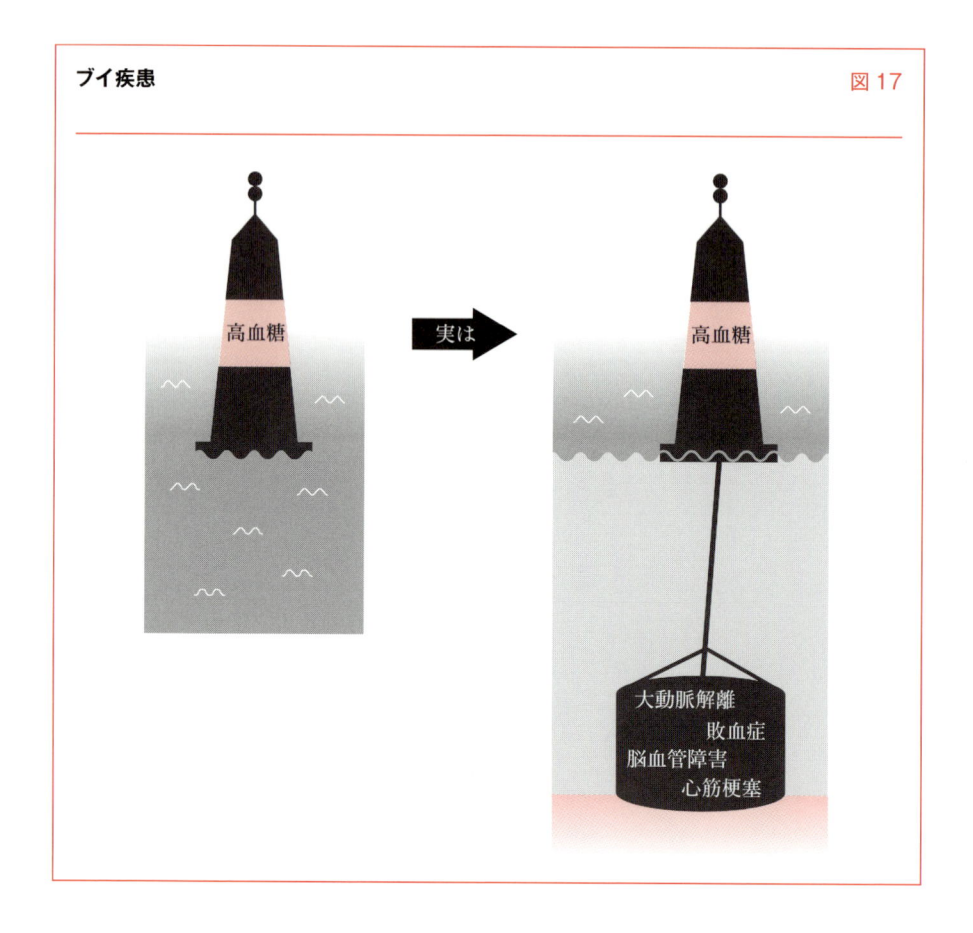

図中ラベル：高血糖／実は／高血糖／大動脈解離／敗血症／脳血管障害／心筋梗塞

　心筋梗塞などの血管性イベントや感染症（特に敗血症）は急性の高血糖を引き起こすことと関連があるといわれている．そのため，高血糖が表面上は明らかであってもその下に潜み沈んでいるもう1つの問題も洗い出さなければ，救命できるものが一転して致命的な転帰をとることになりかねない．このような例を筆者は，海上に浮かぶ浮標（ブイ，buoy）に例えてブイ疾患と読んでいる．高血糖緊急症はその典型例である（図 17）．つまり高血糖をブイに例えると，その水面下に何か別のものが線で結ばれて潜んでいるということになる．

　ブイ疾患の根源の問題を逃さない方法として，前述の vertical tracing（68 頁）を応用した概念を提案する．ある病態（ここでは高血糖）を引き起こす，しかしその病態と独立した病態を常にトレースする思考回路を作っておく．そうすれば急な高血糖を見た

とき，陰に隠れた原因を見落とさない（下記に具体例）．Vertical tracing は診断（高血糖）の直接の原因となる病態〔糖尿病（含二次性）〕をトレースする点で異なる．

急な高血糖を引き起こす原因

DKA/HHS IS Much Higher Plasma BS

Ischemia ——— 虚血（心筋）
Sepsis ——— 敗血症
Medication ——— 薬剤性
Heat illness ——— 熱中症
Pancreatitis ——— 膵炎
Brain lesion ——— 脳病変
Shock ——— ショックを起こす疾患

（参考）**V**ertical **T**racing

低血糖の原因

Hypoglycemia IS ABCDE

Insulin(exogenous, receptor antibody, insulinoma)
——— インスリン（外因性，受容体抗体，インスリノーマ）
Starvation ——— 飢餓
Adrenal insufficiency ——— 副腎不全
Bacteremia ——— 菌血症
Cirrhosis ——— 肝硬変
Dumping syndrome ——— ダンピング症候群
Ethanol ——— アルコール

Pearl ─────────────────────────────
急性の血糖異常は挨拶がわりにすぎない．下に潜む根源の問題を引きずり出せ．
────────────────────────────────

> *Column* 　急性の症状で優先すべき2つの予後
>
> 急性期の現場で見落としてはならないのは2つである．
>
> ❶ 生命予後を脅かすもの
> ❷ 機能予後を脅かすもの
>
> 　生命予後を脅かすものとは，その名のとおり致命的な疾患で，具体的にはショックを来すべての疾患および脳血管を含む主要血管系の疾患が代表的である．
> 　機能予後を脅かすものとは，放置すればその特定臓器の機能が不可逆的なダメージを被り機能不全になるような疾患である．例えば，急性閉塞性隅角緑内障による視力消失，急性化膿性関節炎による関節破壊などが挙げられる．
> 　あらゆる症状に対し，生命予後，または機能予後を脅かすもののいずれかに該当する鑑別をまず選別すべきであり，特に急性期における最優の鑑別といえる．

オッカムとヒッカムの切り替え

オッカムの剃刀（Ockham's razor）とは

説明に最低限必要でない余計な存在がある，そうしたものは不必要なものなのだからそぎ落とすべきである

という考えで，その患者の症状が一元的に説明できるような原因・鑑別を考える．

ヒッカムの格言（Hickham's dictum）とは

どの患者も偶然に複数の疾患に罹患しうるため，症状に対して複数の原因を探すべき

という考えである．
『ハリソン内科学』の著者ティンズレー・ハリソンの Pearl に「50歳以下の患者ではオッカムの剃刀，50歳以上ではヒッカムの格言が適応しやすい」というものがあるといわれている．言い換えれば，若年者は単一因子，高齢者は多因子の関与が同時に存在しやすいということになる．

"オッカムとヒッカム"ルールの「破れ」

　患者は年齢が増すごとに何らかの基礎疾患を伴うことが多くなる．年齢が増し，基礎疾患が重なるほど病態が複雑化しうることは想像に難くない．しかし，必ずしもそのルールに則るといえないこともある．例えば，単一の原因で説明がつきそうな問題が，実は複数の病態が絡んでいた場合などである．

　筆者が経験した症例では，36歳男性の数週間前からの微熱と腰痛がHIV感染症を基礎とした細菌性・結核性脊椎炎であった例や，肝性脳症と脳出血で意識障害が起こっている例，あるいはブイ疾患の項で説明したように糖尿病性昏睡と敗血症が合併した例などがある．

　いずれも，複合的な病態の存在のためにそのうち1つだけの病態を見つけて対処しただけでは病状が思うように改善せず，診断の再考を余儀なくされることになる．

　ブイ疾患やHVT（horizontal-vertical tracing）を意識すべき病態・疾患であれば合併疾患の想起は容易だが，そうでない疾患については合併疾患が存在することを想起するのは困難である．

　現在の病状の経過が典型的な経過と合わない，またはオッカムの剃刀として考えるには少し説明に無理がある，という場合，たとえ若年者であっても複数の疾患の同時関与を意識的に考える必要がある．

戦術編 II
Tactics II

難症例に打ち勝つ戦術

——ここでは，一筋縄ではいかない診断困難な症例との戦い方でヒントになるいくつかの原則やポイントを紹介する．

Time frame を意識した戦い方

待つ戦術

　診断は患者と出会ったその日につけなければならないということはない．その時点で診断がつかなくとも，あとになって診断できる条件がそろうことがある．全身感染症や悪性腫瘍，膠原病・血管炎などの全身疾患は初期には典型的な症状がそろわないことが多い．

　現時点で診断のきっかけとなるような情報がつかめない場合にすることは決まっている．病状が緊急の介入を要さない「待てる（診断までに時間の余裕がある）」患者（例えば，診断の難しい浮腫や不明熱など）である場合には，時間経過とともに病態を慎重に「泳がせる」ことで症状や証拠の出現を待つのだ．

　経過観察のなかで毎日"repeat simple things"といわれるように，病歴や身体所見など最も基本的で侵襲の少ない診察技術を繰り返し愚直に行い，情報収集の感度を上げていくことで，診断のための明確な状況証拠をつかむことができる．観察の継続性が診断に寄与するパターンである．

　先に挙げた弁破壊による心不全を伴う心内膜炎などでも，チェックする間隔を短く，丹念かつ執拗に病態をフォローする姿勢が，落としてはならない診断を見つけ出す決定的戦術となる．

未来を想像する fast-forward の応用

現状の時間を早送りして考える

　現時点から時間を早送りして病態の未来を想像するのも時間軸を考慮した有効な戦術である．

Episode

　4日前から急に始まって以来続く乾性咳で来院した70歳男性．診断は何だろうか．4日前からの急性の咳ではある．事情があり，実際に入院して一晩様子を見たが，咳はなかなか頑固で治まらない．翌朝に診察した印象では，その患者の咳の様子を見ているととてもあと数日以内には治まりそうもない雰囲気である．

解説

　こんなときその患者を急性咳嗽として考えてよいだろうか．そこでいっそのこと，この診察した患者の主訴を急性咳嗽ではなく，先回りして慢性咳嗽にしてみたらどうか．

　例えば，SLE を疑う患者で診断基準を満たす項目がそろっていないとき，その後にそろってくる症状を予測する．予後や治療効果などのマネジメントにおいて役立つだけでなく，SLE を pivot としたときの SLE の cluster はどのようなものがあるか，と想像することで鑑別の幅を広げることにもつながる．

　原因不明の熱の患者を診察する．その時点で不明熱の定義を満たさなくても，このまま時間を早回しすれば不明熱になると考えてもよいだろうという機転で不明熱としての対処をする．このような行動は，画一的な思考に拘泥せずフレキシブルに患者ケアの先手を打てるという点で有効な臨床思考といえるだろう．

　「現状の時間を仮想的に早送りし，その後の状況を予測し手を打つ」という手法は経営学の分野では時折用いられる．業界がどのように変化するかを早送りで予測し，そこで狙うべきマーケットを策定するといった方法である．

ケースカンファレンスでの応用

　時間を早送りする手法はケースカンファレンスにも応用できる．実際に筆者が行っている方式を紹介する．まず司会者があるAとBという症状で受診した患者を提示する．その患者が近い将来に呈する症状をカンファレンス参加者に想定してもらい，その先取りの予測から鑑別診断を挙げてもらい，鑑別が出そろったところでそれぞれの可能性や妥当性を議論する．つまり，未来を見越した情報も含めて鑑別を考えるという思考の訓練である．参加者にも「鑑別疾患を時間経過を考えながら挙げる訓練ができるのは面白く，外来などで役に立つ」という意見も多く，教育的にも効果的な手法であると考えられる．

発症様式で絞り込む

　発症様式のなかには鑑別を絞り込むうえで比較的特異度が高いものがある．
　病歴を洗い出すうえでは，突発性であったか，そして以前も同様のことがあったか，などを特に意図的に訊くことで，鑑別の少なくとも病態的なカテゴリーを絞り込むことができ，診断を有利に展開できる．以下に詳細を示す．

突発性

　発症様式が突発性だという情報は，鑑別の種類を絞り込むのに有用な情報である．突発性という発症様式を示すものはそれほど多くない．
　カテゴリーは current の問題（41頁参照），特に血管を含む管腔臓器に注意したい．もう1つ挙げるなら神経・精神科疾患（転換性障害やナルコレプシー）だろう．

　病態生理的な切り口では筆者は以下のカテゴリー分けを使用している．

> **Key Mesh** 突発性の様式
>
> **TROP**
>
> **T**ear/**T**orsion ──── 裂ける・捻れる
> **R**upture ──── 破れる(管腔・実質臓器)
> **O**bstruction ──── 詰まる(管腔・実質臓器)
> **P**erforation/**P**enetration* ──── 穴があく・貫く
>
> *「貫く」は異物(魚骨など)によるものと,異物ではなく炎症で壁が貫かれるものがある.そのまま瘻孔を作ることもある.便宜的にアニサキス症もここに入れる.

反復性*

症状の発症様式が反復性の症状は **MEDICINE**(前述)でいう,

> **Key Mesh**
> **E**ndocrine/Metabolic ──── 内分泌・代謝
> **I**nflammation/**I**mmune ──── 炎症・免疫
> **C**urrent ──── 閉塞起点
> **I**atrogenic ──── 医原性

のカテゴリーが4大原因である.

閉塞起点

　閉塞起点では気管支内異物や腫瘍による反復性肺炎,血栓傾向での反復する塞栓症状(肺塞栓や脳梗塞),心筋症や心筋炎などに伴う血流の機能的遮断による繰り返すショック/心停止/心室細動,などがその好例である.ただし,前述の(currentの)**ABCDEF-RUV**(41頁)の問題のどれでも起こりうる.

---

*ここでいう反復性は短期的なエピソードのなかでの"波がある"というような反復性ではなく,もっと長い期間での反復性の発症様式を指す.

免疫

　自己免疫による波のような症状の経過，免疫不全による host defence の低下のために反復する感染症などがある．

内分泌・代謝

　血糖やアンモニア，甲状腺・副腎皮質ホルモンなどのホルモンなどが関与する病態である．これらは分泌かレセプターの異常に加えて複雑な修飾・交絡・ホメオスタシス（homeostasis）の影響を受けるために症状が必ずしも一定しないことが多く，症状が動揺する可能性がある．その結果病状が反復するという表現になりうる．

医原性

　ここでの医原性は，例えば，透析後に毎回起こる発熱が透析液によるものだったり，繰り返す反復性の菌血症が人為的に異物・汚物を静脈注射（ミュンヒハウゼン症候群）したり，というように繰り返しの人為的・医原的行動が反復性の症状を起こすこともある．

その他

　その他の切り口としては，病名に再発性や周期性と名前がつくものはすべて考慮する（再発性多発性軟骨炎，周期性四肢麻痺，周期性発熱症候群など）．しかし，多くの場合は免疫のカテゴリーに属することが多い．

Pearl
繰り返す同症状は閉塞起点と免疫異常をまず考えよ．

外から絞り込むルール

病変部位よりなるべく離れた臓器から絞り込み，鑑別を漏らさない

　痛みの訴えや熱源検索での最初のアプローチは，病歴や身体所見から解剖学的に臓器を整理して病変の局在を絞り込むことを行う．その際に外側から鑑別を絞り込むことを考えると鑑別を漏らす可能性が低くなる．
　右上腹部痛であれば，右上腹部に存在する肝臓や胆嚢などの臓器を直接考えるのでなく，より離れた距離から順にある臓器や解剖学的構造をリストできるようにする．
　例えば，解剖学的に上方向から右上腹部まで直線方向でアプローチすれば肺，胸膜，横隔膜，腹膜，横隔膜下，そして肝臓である．
　下（腹腔内）方向からアプローチすれば盲腸，虫垂，上行結腸…という解剖学的構造が挙がるだろう．
　それぞれの解剖学的構造に炎症や痛みの原因を引き起こす病理学的変化がありうる．このようにすれば，右上腹部痛だといっても実はそれが胸膜炎や横隔膜下膿瘍の可能性を指摘するのもそれほど困難ではないだろう．
　外から絞り込むルールは診断エラーに対するセーフティネットの役割も担う．
　以前，筆者が経験した急性の"陰嚢痛"でERを受診した28歳男性で，陰嚢の圧痛も腫脹もなく，結果的にさらにその深部にある前立腺後面に隣接する直腸の膿瘍が原

因だったというケースなどは興味深い（さらに，この直腸膿瘍の vertical tracing を考えて Crohn 病が診断された）．

> *Column*
>
> 解剖学的アプローチを訓練する際に，解剖学的外側から整理して鑑別を挙げることで網羅性を担保する方法について述べた．この，外から絞り込む方法は 2007 年に師の青木眞先生から教わったものである．

解剖学の診断学的学習法

　この「外から絞り込むルール」の訓練を行うにあたり，格好の学習材料は解剖図譜の断面図である．解剖図譜を閉じて目の前に置き，用意した紙に任意のレベルの断面（水平断・冠状断・矢状断）を描いてみる．描いたあとで解剖図譜を開く．

　もしうまく再現できていなかった部分があれば，そこが自分の理解していない，または記憶が曖昧な解剖学的構造や位置関係ということになる．解剖学的構造の位置関係の理解を深めるうえで助けになるのは，支持構造である膜や管の解剖学的理解である（胸膜や腹膜，髄膜など，あるいは蝶形骨の翼突管，大腿管やハンター管とその内部構造など）．

　これら支持・連絡構造とその前後・上下・内外関係の構造を理解すれば解剖の理解は大きく進む．このことは，解剖学非常勤講師の立場から多くの医学生に接した筆者の個人的経験として実感している．

関連痛

　関連痛にはさまざまなものがある．末梢神経のなかでも特に長経路のものはその特徴的な関連痛が印象的である．
　長経路の末梢神経では障害される場所と神経根までの距離が解剖学的に離れていることがある．その場合，関連痛の存在を意識しないと診断に難渋する可能性がある．

横隔神経

　関連痛のなかでも特に興味深いのは頸部痛である．頸部の知覚はC3～5であり(図18)，これは横隔神経の支配神経でもある．横隔神経は頸神経叢から始まり前斜角筋の前面を下降，そのまま縦隔を通過し横隔膜に終わる．一見無駄に見えるこれだけの走行は，人間が進化の過程で肺が大きくなったためにもともと鰓から派生した横隔膜もそれに付き合って下降したことが理由といわれている．このため，横隔膜に近接するトラブルが知覚され横隔神経を伝わってC3～5の根部に入力されることにより，頸部の皮神経の入力と誤って認識されることがある．
　臨床的には，横隔膜上下の炎症などの病変が頸部痛として表現されるケースをいくつも経験している．例えば，横隔膜下膿瘍で発熱と頸部痛が主訴だった例，脾破裂で激烈な左上腹部痛に加え頸部痛を訴えた例，左胸膜炎で同時に左頸部の違和感を訴え

デルマトーム　　　　　　　　　　　　　　　　図18

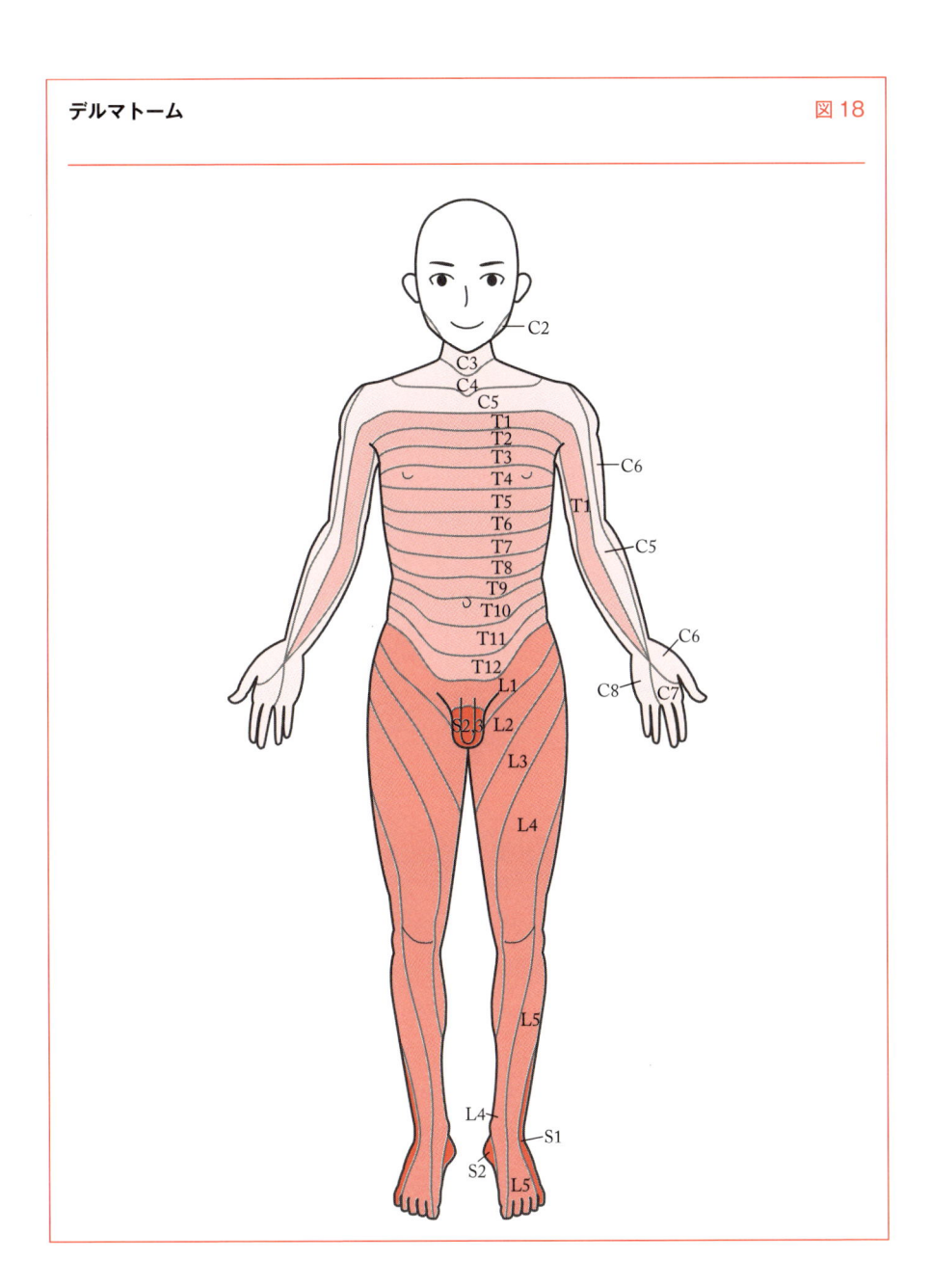

159

た例，左肺門部近傍の癌による横隔神経浸潤で左横隔膜麻痺と左頸部の知覚異常を訴えた例，などである．

このほか，心筋虚血や上行大動脈の解離などの痛みが時に頸部痛を伴うのは心臓神経叢が頸部からの神経由来であること，椎骨脳底動脈による頸部痛がその神経支配から頸部痛を引き起こすことなどが頸部痛と解剖を考えるうえで意識するとよいポイントである．

肋間神経

興味深い関連痛としてほかに肋間神経がある．肋間神経は体幹を半周する形で胸郭部の知覚を支配している．外傷や多発性骨髄腫などで肋骨が破壊されたとき背部痛を訴えたり，椎体が破壊されたとき前胸部痛を訴えたりすることがあるが，これも関連痛によるものといえるだろう．

腸腰筋の神経支配

もう 1 つの長経路の末梢神経として腸腰筋の支配神経を挙げたい．

腸腰筋の支配神経は主に腰神経叢（Th 12〜L 4）であり，一部は大腿神経（L 2〜4）の支配である．1 年ほど前，それぞれ大腿痛で来院した腸腰筋血腫の 1 例と腸腰筋膿瘍の 1 例を経験した．これも大腿の病変だけを疑ってしまうと，より上部の MRI を撮像する発想には結びつかないという点で重要なポイントと感じる．

骨盤内臓神経

骨盤内臓神経の第 2〜4 仙骨神経は骨盤内臓の多くの臓器に分布する．この皮神経が肛門やその周辺の大腿後部内側のエリアの知覚を支配している．そのため，肛門痛を訴えて肛門科または内科を受診するものの，外面上は何もないという診察結果を聞

かされた患者は悩んだ末セカンドオピニオンを受けるというケースを経験することがある．個人的経験からは骨盤内臓に原因が見つかることが多い．例えば「外から絞り込むルール」で経験したCrohn病を基礎とした骨盤内膿瘍だったり，数日の経過で悪化した肛門痛の原因が総・外腸骨動脈瘤による下部尿管の圧迫（＋閉塞）だったりすることがある．その他の例では，仙骨部のヘルペスが大腿後部内側の痛みと肛門周辺の違和感を来した症例もあった．まとめると，肛門痛や大腿後部内側の痛みは骨盤内の病変，または仙骨神経の問題を考慮する，というメッセージである．

坐骨神経

　最後に坐骨神経を取り上げる．末梢神経のなかで最長の坐骨神経はL 4〜S 3から起こり，多くは梨状筋下からそのまま骨盤外へ出たあとは大腿後面を下降し，分枝を出しながら足底まで枝を伸ばす．梨状筋症候群や腰背部のヘルペスは時々出会う疾患だが，これらが前医で坐骨神経痛と診断されていたものの，まったくよくならないという訴えで後医を受診するケースが多い．同様に，感染や炎症による椎体の破壊，または白血病など血液疾患による骨髄の膨張が坐骨神経痛様の病態を示すことがある．例えば，数日間の微熱とそれに引き続く高熱，腰痛，両下肢に放散する痛みで来院した55歳男性の診断は急性前骨髄性白血病だった．

　このように，坐骨神経痛様症状を呈する患者を診察したときは腰部までの長経路の神経走行，皮膚や筋骨格も考慮して診察を行い，その原因となる病態も多彩なことに注意する．

　心臓，胃，膵臓，胆嚢，脾臓などと関連する痛みは有名である．この項ではそれ以外のあまり言及されない重要な関連痛，特に長経路の神経走行のために臨床的な表現が興味深い関連痛について述べた．このような関連痛の存在を念頭に置きつつ，目の前の患者の痛みが関連痛を示唆しているのではないかと疑うことは診断を正しい方向に導く助けになるだろう．

　ちなみにこれら長経路の神経は代謝性ニューロパチーでも侵されやすい神経で，その場合，両側性障害が普通である．

ビリヤード・ドレーン理論

違う入口，でも鑑別は同じ

　ある時，学生に質問したことがあった．
「発熱の原因疾患はどんなものがあるの？」
学生は「ええと，例えば感染症とか…」
「いいね．ほかには何かある？」
「ええと…」
その直後，別の訊き方をしてみた．
「それじゃ，不明熱の原因疾患はどのようなものがあるの？」
「それはわかります．感染症，膠原病・血管炎，悪性腫瘍，薬剤熱…あっ！」
「そのとおりさ．発熱の鑑別と不明熱の鑑別は近いのに，発熱のときは鑑別が感染症以外出てこなかったんだよね．この発熱と不明熱のように，違う入口でも鑑別はほぼ同じ思考回路でよいものがある．そこがシナプスすればもっと鑑別のスピードは上がるから，普段から意識的に類似したカテゴリーを見つけてまとめる努力をしておくと助けになると思うよ」

ビリヤード・ドレーンの例え

上記の学生の事例は，ちょうどビリヤード台のドレーン構造に例えることができる (図 19)．

ビリヤード台には通常周囲の四隅と両長辺中央の計 6 つのポケットが設けられていて，ここへボールを落としていく．あるポケットへ落ちたボールはそのポケットからつながるレール下のドレーンを伝ったあとすべてのポケットからつながる 1 本のメインドレーンに合流し，出口に集まるというボール・リターン構造が一般的となっている．メインのドレーンに合流していないかぎり，球が出てくることができない．つまり，このビリヤード台のドレーン構造に例えた複数の思考回路のドレーンをすべて合流させるように頭の中をシナプスさせておくことが思考回路をできるだけシンプルに整理するうえで役立つだろう．

後述の「戦術編 III」では，ビリヤード・ドレーン理論を使った例をいくつか示している．

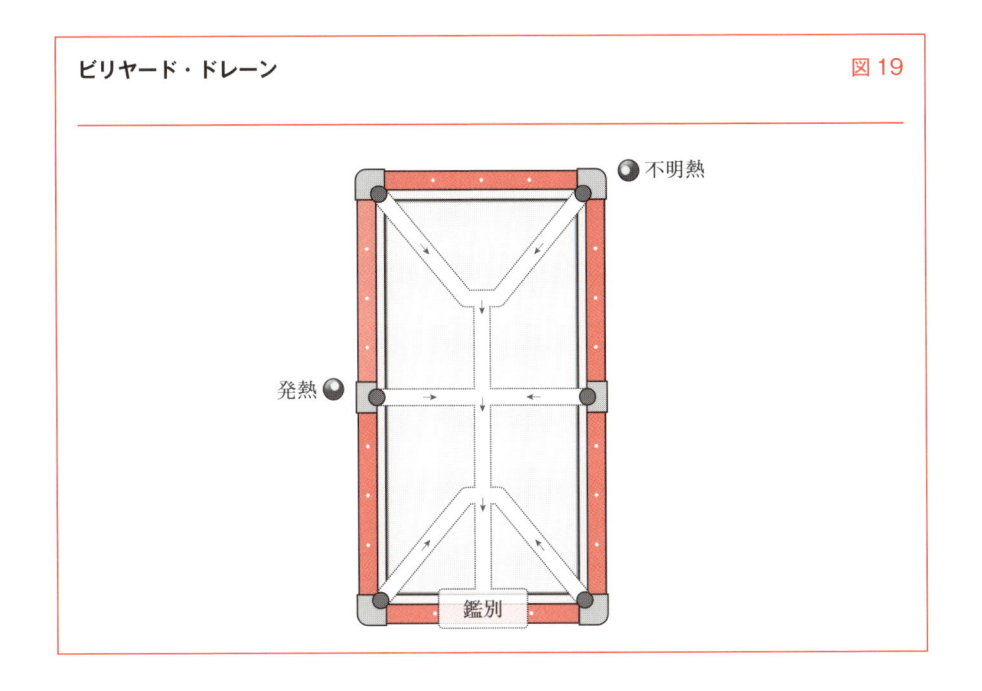

ビリヤード・ドレーン　　　　　　　　　　　　　　　　　　　　　　　図 19

不明熱
発熱
鑑別

稀な疾患をつかまえる

稀な疾患をどう考えるか
頻度と緊急度で考える

　どのような疾患もまず疑わなければ診断はできない．遭遇頻度の低い疾患はなかなか鑑別の俎上に乗りにくいため診断のチャンスを失いがちである．

　仮にすべての疾患を出現頻度と緊急度の2軸の表で整理すると，理論的にはAからDまでの4つのセルのいずれかに分類されるだろう（表10）．例えば，急性咽頭痛の原因疾患をこのマトリクスに配置すると，表10の下のようになる．

　Lemierre病は頻度としては低いが致命的な疾患であるために見落としてはならない疾患であり，PFAPA症候群は頻度も危険度も低い．

　表の4つのカテゴリーのうち，頻度が高いために遭遇する機会も多いのがAとCで，これらは日常臨床経験や同僚らとの経験の共有，また二次文献のフォローにより学習できる．しかし，稀なBとDについては遭遇頻度が低いために一つひとつの疾患・病態を意識的に知る努力が必要になり，この領域の各論的知識の豊富さが稀な疾患の診断の決め手となる．症例検討会や稀な疾患を集めた書籍などが訓練の場・題材として挙げられる．

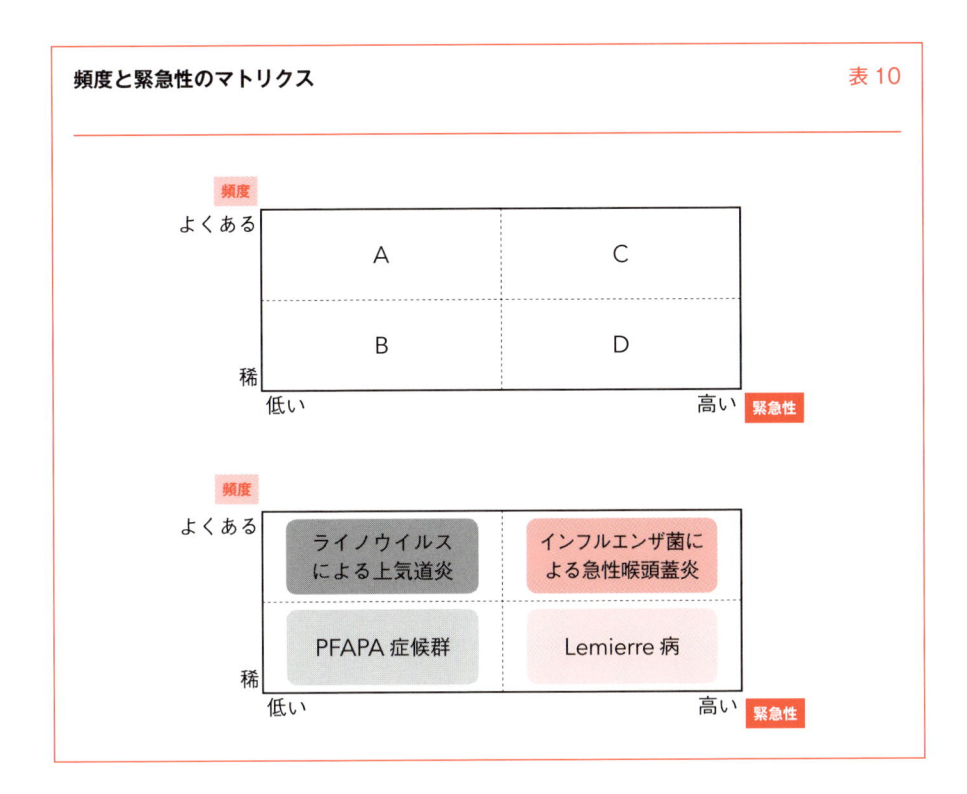

頻度と緊急性のマトリクス　　　　　　　　　　　　　　　　　　表10

頻度
よくある｜　A　｜　C　｜
　　　　｜　B　｜　D　｜
稀
　　低い　　　　　　　　高い　緊急性

頻度
よくある｜ライノウイルスによる上気道炎｜インフルエンザ菌による急性喉頭蓋炎｜
　　　　｜PFAPA症候群｜Lemierre病｜
稀
　　低い　　　　　　　　高い　緊急性

稀少疾患とは何か

　そもそも稀な疾患とは何か．ヨーロッパ稀少疾患機構（European Organization for Rare Diseases；EURORDIS　www.eurordis.org）のファクトシートによると，稀少疾患は，

- 多くが慢性，進行性，退行性で致命的なものが多い
- 生活の質を落とし，病気のために自活できない
- 痛みを伴い，患者とその家族を苦しめる
- 1/2,000以下の有病率
- 6,000～8,000程度の疾患があり，75%が子ども，30%が5歳までに死亡
- 80%が遺伝疾患で，その他は感染症，アレルギー，環境，退行性，増殖性疾患

とされている（日本における難病は稀少疾患と近いが，行政の視点からは稀少性についてはむしろ近年加えられた要素であり，もともとは原因不明，治療法が確立しておらず，長期に生活への支障があるという要素が主であった）.

稀少疾患の国際ネットワーク

国際的に注目されている稀少疾患のネットワークとして，フランスから発展したOrphanet（オーファネット）がある．Orphanetは，稀少疾患と薬品のデータベースを構築することで稀少疾患患者の診断・治療，ケアを目的としている．稀少疾患は患者の母数が少なく，病態や治療の研究が進まなかったという歴史的経緯がある．そのため，このような国際ネットワークは稀少疾患・難病に苦しむ患者や家族のために重要な役割を果たすと考えられる．ちなみにOrphanetは『Orphanet Journal of Rare Disease』というオープンアクセスの雑誌も発行している．

稀少疾患診断の実例

稀な疾患は稀少なだけに医師がもともと認知していない（知らない）疾患であることも多いだろう．何しろ8,000もある．しかし，疾患は疑わなければ診断できない．それでは実際の現場ではその知らない診断をどのようにしたら診断できるだろうか．

ある稀な病気をもって患者が受診したとする．しかし，その疾患名を医師が知らなかったために診断に迷う，そんな状況が稀な疾患を診断できないときだろう．このようなときにどのような行動をとるか．

Episode1：嘔吐と気分不良，興奮状態で搬送された23歳女性

例えばこんなケースに出遭ったとする．

Episode 1-1

特にこれといった病気を診断されたことのない 23 歳の女性が，昨日からの嘔吐と気分不良，興奮状態で救急搬送された．同伴してきた姉に話を訊くと，この女性は小学校卒業くらいからこのような症状を繰り返していたという．特に食後に吐いてしまうことが多く，嘔吐や気分不良が続くのは数時間のときもあり，時々は数日にわたり嘔気が続くこともあったという．その際に頭痛がしたり，気分が興奮したりしてしまうこともあったとのことだった．今まで何度か医療機関を受診して一通り採血や CT，消化管内視鏡などの画像検査も行ったものの，特にこれといって原因がわからず，心の問題だといわれてきた．一時期嘔吐がひどく入院したこともあったが，高校を卒業したのち現在は近所のマーケットで配送の事務をしているという．時折配送の手続きを間違えるため，勤務先からよく注意を受けているとのことだった．今回は 3 日前から風邪気味だったが，昨日からいつもの症状が出現し，嘔気が続くため水分も取りにくく，今日になっていつも以上に興奮状態になったということで同居の姉が心配になり，救急要請されたとのことだった．

この時点であなたは何を考えるだろうか．直観的診断は何か浮かんだだろうか．浮かばない場合は次の一手はどうするか．

Episode 1-2

病歴上目立ったのは慢性的に繰り返す嘔気・嘔吐と昏迷・興奮だった．薬剤服用歴も手術歴もない．外観はスリムで身長 150 cm 位の女性．意識は清明だがやや興奮気味．特記すべき顔貌や身体的特徴もなさそうだ．90 回/分の頻脈（整）と軽度の血管内脱水所見以外は特に目立ったものはなかったが，意識変容の診察ということで羽ばたき振戦をチェックしたところ陽性だった．視診上肝硬変のサインもなく，肝臓は萎縮も腫大もなかった．

この時点で何を考えるだろうか．この病気だろう，という鋭い直観で診断名を挙げる方がいるかもしれない．もし浮かばない場合はどうするだろうか．やはり分析的思考を持ち出すのがよいだろう．若年で慢性的，反復的に引き続く意識変容という観点

からは，**MEDICINE** フレームワークの Endocrine/Metabolic，特に Essential/Congenital を掛け合わせたダブルカテゴリーを思いつく．つまり先天性代謝疾患である．追加で家族歴を訊いてみると，実は祖父が若いときに原因不明で亡くなっているとのことだった．引き続き採血を行った．代謝異常も考慮した採血項目をオーダーした[*]．ほとんどの一般採血データの異常はなかったが，特筆すべきはアンモニアの値で，412 μg/dL という高値だった．先天性の代謝内分泌疾患を考える場合，このレベル（300 を超える）の高アンモニア血症を来しうるものは尿素サイクル異常（urea cycle disorders；UCD），または肝硬変を伴う Wilson 病や先天性のヘモクロマトーシスなど金属代謝異常，一部の有機酸血症（プロピオン酸血症やメチルマロン酸血症など）である．中程度のアンモニア血症を来しうるその他の先天代謝異常，つまりアミノ酸代謝異常，脂肪酸代謝異常症，肝障害型のミトコンドリア異常症も鑑別には残した．先天代謝異常でも炭水化物代謝異常（糖原病，ガラクトース，フルクトース代謝異常）や有機酸代謝異常はケトーシスを伴う低血糖が前景にくるし，その他の代謝異常のライソゾーム病，ペルオキシゾーム病，プリン代謝異常，ポルフィリン症，グリコシル化異常症などでは高アンモニア血症は来しにくい．

　患者の症状は金属代謝異常の Wilson 病やヘモクロマトーシスついては症状や所見，肝機能異常に乏しい点が合わない．そこで診断のためにアミノ酸・有機酸代謝異常を調べることにした．血液ガスでのアルカローシスや血糖正常からは UCD を疑った．尿素サイクル代謝を考慮したアミノ酸分析を行うと (図 20)，シトルリンの低値と尿中のオロチン酸の高値があり，UCD の過半数を占めるオルニチントランスカルバモイラーゼ（ornithine transcarbamoylase；OTC）欠損症を特に疑った．そのあと行った遺伝子検査で，OTC 欠損症が確定した．
　最初の段階で疑った，除外のために行ったその他の検査はどれも陰性であった．
　UCD は最も頻度の高い先天代謝異常症の一つであり，そのなかで最も多いタイプの OTC 欠損症は日本では約 14,000 人に 1 人の有病率と考えられている（難病情報センター　www.nanbyou.or.jp より）．女性は症状が軽度のこともあるが，男性は新生児の時点で重症化しやすく致命的なことが多い．症状の中核は高アンモニア血症による嘔気・嘔吐，意識障害などだが，慢性例では本例のように嘔気・嘔吐，食欲低下もみられる．図 20 は尿素サイクルの簡易図だが，代謝経路を意識したアミノ酸分析と

---

[*] 先天性代謝疾患のスクリーニングとして，一般項目ではルーチンで血算，血液ガス，アンモニア，肝酵素，凝固，血糖，尿酸，LDH，CK，尿（pH やケトン）などを項目に入れる．

尿素サイクルの概略図　　　　　　　　　　　　　　　　　　　　　　図20

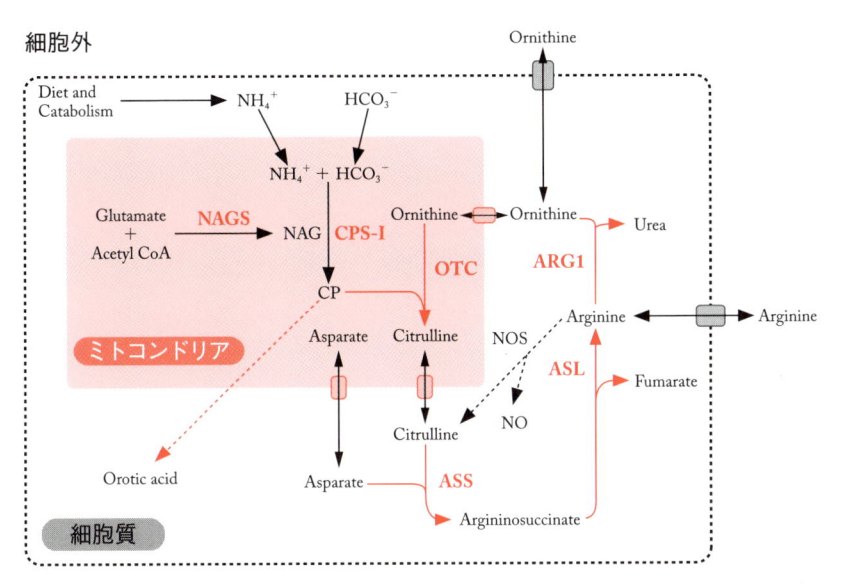

```
細胞外

Diet and          NH₄⁺     HCO₃⁻                   Ornithine
Catabolism
                    ↓        ↓                         │
                  NH₄⁺ + HCO₃⁻                         │
                         ↓                             ↓
   Glutamate   NAGS                Ornithine ──── Ornithine ──→ Urea
      +       ────→ NAG  CPS-I         │                         ↑
   Acetyl CoA                          │ OTC                   ARG1
                         ↓             ↓                         │
                         CP ──────→ Citrulline          Arginine ←──→ Arginine
      ミトコンドリア                                   NOS   ↑
                         Asparate      │                ASL      Fumarate
                            ↕          ↕               ↓          ↑
                                                       NO         │
                         Orotic acid  Citrulline                  │
                                         ↓        ASS             │
                                      Asparate ──→ Argininosuccinate
    細胞質
```

欠損する酵素の作用点がよりアンモニア（NH₄⁺）に近位になるほど高アンモニア血症の重症度も高くなる．つまり重症度の順序は高いほうからNAGS欠損症，CPS-I欠損症，OTC欠損症，シトルリン血症，アルギノコハク酸尿症，アルギニン血症である．
OTC：ornithine transcarbamylase，NAGS：N-acetyl-glutamate synthase
NAG：N-acetyl-glutamate，ARG1：arginase；ASL：argininosuccinate lyase
ASS：argininosuccinate synthetase；CPS-I：carbamyl-phosphate-synthetase-I

遺伝子検査で診断がつく病気である．

　治療は急性期では蛋白制限とグルコース投与による異化抑制，脱水補正，慢性期では蛋白制限を中心とした食事管理がこの病気で悩む患者の生活の質を向上させる．

　EURORDISの報告では稀少疾患の4/5が遺伝疾患である．遺伝疾患には致命的なものが多いが，なかには食事などの生活環境を整えることで患者の生活の質を改善させることに貢献できるものもある．診断が患者の人生に貢献できる例である．

　そこで，いかに遺伝疾患を逃さないか．診断の鍵はまず，典型的な経過の病歴として，慢性的な原因不明の経過，反復・再発性の病歴を見つけ出すことである．また遺

伝疾患だからといって，幼少時から発症するタイプのものばかりではない．幼少時から症状がないので可能性がないと棄却する前に，診断が困難なときは遺伝性の可能性を考える余地をわずかでも残しておくほうがよいだろう．それに成人疾患を対象にする内科領域の医師であれば，患者が遺伝疾患だとした場合は成人発症の遺伝疾患ということも十分にありうるので注意が必要である．そのうえで，中核症状，そして随伴症状から遺伝疾患のカテゴリーを定め，詳細な家族歴から遺伝形式を考慮して鑑別を絞っていくのがひとつのアプローチだろう．家族歴については情報が散逸していることも多く，本症例では難しかったものの家族や遠方の近親者からも情報を集めたり，もし近親者が同じような症状をもっていることがわかった場合はその近親者が通っている診療施設にも情報を問い合わせたりすることも必要になるかもしれない．

Episode 2：灼熱の耳

ここまで，遺伝疾患の診断についての1例を一緒に考えた．それでは，遺伝疾患以外の稀少疾患の診断はどのように考えるか．

Episode 2

ある初夏の土曜の午前だった．研修医のあなたの外来に，数時間前からの両側の側頭部と耳の焼けるような痛みと発赤を自覚した，特に既往のない52歳男性が独歩で受診した．受診当日の朝，週末に控えた会社のマラソン大会の練習で近くのグラウンドを走った．マラソンなどしばらくやっていなかったが，課の後輩がしきりに一緒にやりましょうと勧めるので運動不足解消にもと思い，本当に久々に近くの公園併設のグラウンドで走ることにした．休憩を挟み1時間ほど走ったあと帰ることにした．帰りに近所のよく行く温泉施設に寄り，さっぱりして帰ろうと思った．温泉に入る前，体を流そうと熱いシャワーを浴びてしばらくしたあとのことだった．両方の耳に焼けるような痛みを感じたため，驚いて急いでシャワーを止めた．シャワーが熱すぎたかと思ったが，耳だけが熱く痛い．最初は少し痛いと思ったが，次第に痛みが増し熱感も強くなってきた．心配になり脱衣所に戻り鏡で耳を見たところ，両耳が明らかに赤く腫れ上がっていることに驚いて，急いで着替えて当院の外来を独歩受診した，ということだった．話を訊くと，原因は特に思い当たることも

なく，このような症状は今回が初めてのことだという．腫れ上がった場所に以前から外用薬を使用したり，普段使わない特別な物質と接触したりということもなかったという．かゆみもない．見ると，確かに両耳を中心に頬部まで広がる発赤がある．明瞭な境界はなく，口に近づくにつれ次第に赤みは消えていっている．痛みは圧痛というより触られると痛くなるというような訴えだった．耳の内部は痛くなく，聴力の低下や耳漏や眩暈もないという．あなたは「赤く腫れた耳（発赤，腫脹）」+「焼けるような痛み（疼痛）」という炎症所見から，直観で炎症性疾患（感染症や自己免疫疾患）を考えた．例えば，感染症とすれば蜂窩織炎や外耳炎である．しかし，どれもカチッとそれぞれの疾患スクリプト（"conquer BIAS"のS：45頁）に合う印象がなかった．感染症としては両耳が同時ということに違和感があった．何より発症が急すぎる．蜂窩織炎にしては痛みが強い印象だし，焼けるような痛みというのは少し合わない気がする．外耳炎にしては発赤が強すぎる．緑膿菌による外耳道炎やハンセン病であれば発赤が広がってもよいのかもしれないが，そもそも患者はそれらの弱毒微生物の感染を起こすような免疫防御能（host defence）の低下もなさそうだ．その他の微生物の可能性はあるだろうか．いや，そもそもこれは感染症ではなく，感染症以外の炎症性疾患ではないか．例えば，再発性多発軟骨炎（relapsing polychondritis；RP）の初発も疑えるが，軟骨でない耳朶も軟部と同様に赤く腫れているのでRPの可能性も低そうだ．それでは，その他の炎症性・肉芽腫・腫瘍性疾患や血管炎・膠原病は？炎症性疾患を離れた**MEDICINE**の他のカテゴリー，例えばneurologyに分類される複合性局所疼痛症候群（complex regional pain syndrome；CRPS）はどうだろうか．しかし，CRPSに特徴的な外傷の既往はなく（なくてもCRPSとされることはあるが），それにたいていCRPSは四肢である…．

あなたは自分なりのMLA（mesh layers approach，71〜73頁）を用いた時点でも最も可能性が高い鑑別が挙がっていないことに気づいた．そこで研修医のあなたはMLAを拡大（Grand）化して，仲間や上級医に相談するということにした（Grand-MLA）．

「"赤くて痛い耳"難しいね…」そう上級医は言った．「挙げてくれた鑑別はどれも妥当性は悪くないんだけど，付け加えるそれ以外の鑑別として，例えばcurrent（**MEDICINE**のC），つまり流れの遮断によるものはどうだろう？稀かもしれないけど，熱いお湯に当たったあとに出る灼熱痛で，末端紅痛症（erythromelalgia；EM）というものがあるんだ．たいていは手足の末端が多いけど，顔や耳という報告もあったはずだよ．原因は特発性もあるけれど，真性多血症．多血症や本態性血小板増多症をはじめと

した骨髄増殖性腫瘍（myeloproliferative neoplasm；MPN）で特に血小板が40万以上のとき，あと自己免疫性疾患でも出ることがあるんだ．MPNの場合は末梢の微小血管の血栓が原因といわれているんだけどね…だから，この方の採血結果は鑑別の役に立つかもしれない.」

診察すると，四肢末梢は温かく，バイタルサインも呼吸数12/分，脈拍78整，血圧130/78 mmHg，体温36.8℃と良好だった．手には血管炎や膠原病を示唆する所見はなく，腹部所見で軽度の脾腫を認めた．

早速採血を行った．すると血算に異常値があった．白血球13,000/μL，ヘモグロビンが19.2 g/dL，血小板が590,000/μLと高値を示した．喫煙はしていないという．脾臓はエコー上で見ても腫大あり．動脈血のoxygen saturationは96％．この時点で真性多血症の診断基準を満たすことになる．これがEMだとすると，やはり真性多血症と関連があるのではないか．

同時に相談していた同僚が，やや興奮で上気した面持ちで診察室に入ってきた．手にパソコンを持っている．「これ見てよ．試しにGoogleで検索ボックスに"redness" "ear" "burning pain"で調べたら"red ear syndrome（RES）"だって！今回の症状にも合ってそうだし，これじゃない？」

PubMedでもRESについて文献を調べてみると，確かに今回の患者と症状が一致する．調べると興味深いことに，RESはEMの耳への表現型かもしれないという考察の報告も散見された．患者の男性はひどく驚いた様子だったが，説明に納得された様子で，引き続きの検査と治療に同意していただけた．

ここで上級医は直観的思考でEMを想起した．上級医は研修医と違い「シャワーを浴びたときに痛い」という特異的なfactをKFDとして見抜いたため，研修医とは違う診断を想起できたかもしれない．しかし，そもそも研修医がそこまでの発症付近の細かい病歴に注意を払って病歴を訊いたり，それを上級医のプレゼンテーションで再現できなかったりすれば上級医の戦略眼も役に立たなかっただろう．よいチームプレーだったのかもしれない．

このケースでは最初に研修医が「紅い耳」，「灼熱痛」というようなKFDで直観的診断を試みたものうまくいかず，続いて展開した分析的思考のMLAでさえうまくいかなかったためにGrand MLAに切り替え，上級医や同僚の頭脳も借りて鑑別を試みた．結果，上級医の直観的診断によりEMを同僚の分析的アプローチ（インター

ネットによる検索）でRES（またはEM）を想起できたことになる．もちろんこの時点では確定診断がついたわけではなく，いくつかの除外診断も行わなければならない．しかし全体的な方針としては正解で，MLAを拡大するGrand-MLAにより，少なくとも問題の解決の糸口を見つけたといえるだろう．

　非遺伝性疾患の稀少疾患は範囲が広大であり，診断が特に難しい．直観で診断がつかない場合は本書で紹介した戦略・戦術を駆使し[*]，広めのフレームワーク/Mesh（**MEDICINE**やvasculitisのclusterなど）も使い，それらを合わせたMLAで診断を試みる．それでも難しい場合はGrand-MLAや，"利用できるものは利用する"という発想でインターネットによる検索も活用して鑑別の検出感度を上げることができるだろう．そう，非遺伝性の稀少疾患は総力戦である．

---

[*] 例えば，この症例で紹介した以外のアプローチができるかもしれない．痛みがあるので，例えば「解剖を外から絞り込む」ルールで耳の解剖を外から考える．皮膚，結合組織，神経，血管（炎症やコラーゲン異常），血管内（血液自体や血流の問題）…などと考えていくと血液の成分にも考えが及んだ可能性はある．

その他の重要な戦術

深部は正中に表現される

　筆者が研修医だった頃の話である．ある日のERに84歳の女性が下腹部正中の持続する鈍い痛みを主訴に来院した．この女性は85歳の夫と2人で佃煮屋を営んでいて，その日の朝はいつもどおりに仕出しの佃煮を作っていた．商売用に佃煮を大量に作る作業はかなりの力仕事である．84歳の小柄な女性には日常作業とはいえ，負担はあっただろう．作業が一段落して，裏から台所に出てきていつもどおりお茶漬けと焼鮭，味噌汁の朝食を食べていたときに動悸がした．胸の真ん中あたりに何ともいえない違和感があったということだった．一瞬冷や汗が出たが，そのあと少し休むと違和感はやや和らいだという．午後はのんびり表の店番をしていたので，特に外出したり重労働をしたりすることがなかったという．夕方になり夕食の準備をするために台所に立ったとき，午前に自覚した何ともいえない違和感と痛みを下腹部の真ん中あたりに自覚した．もともと腰が悪く，両脚がピリっとしびれる感じが時々あったのだが，少し違うしびれの感覚も両脚に一瞬感じた気がした．今日の作業は重い作業だったから疲れたのだろうと思い，夕食を早めに済ませこたつで休んでいつもどおりテレビを見ていたのだが，やはり全身の不快感と臍よりも下，下腹部の真ん中あたりの痛みがだんだん強くなり，胸の真ん中あたりの気分の悪さも続いていた．夜10時位になり，近所に住む姪に電話をしたところ，一応病院に行ったほうがよいということ

で，救急車を呼ぶと近所に迷惑がかかるからと姪の車で夜間の ER を受診したのだった．姪と夫に付き添われ，独歩で下腹部をさすりながら救急室に入室してきたこの女性はベッドに乗った時点で冷や汗をかいていた．バイタルサインは軽度の呼吸数上昇とやや高めの血圧．自動的に図られた両腕の血圧の左右差はなし．下腹部正中の痛みということで，その場所を診察しても平坦・軟で圧痛もなく，聴音はやや静か．それ以外で目立ったものといえばもともとベースの疾患の高血圧で降圧薬を 2 剤服用しているのみ．上級医に相談し，そして指示された検査は血管造影 CT だった．幸いじっとして息止めもしてもらえる状況だった．その結果，大動脈弓部から腹部大動脈の最下端，腸骨動脈まで裂けた急性の大動脈解離が判明した．

　上記の患者を診察して ICU に患者を搬送しながら，隣で歩く上級医に，なぜすぐに造影 CT を行ったのかを訊くと「大動脈解離はいろんな症状で発症する．典型例だけじゃないんだ．四肢の感覚異常も時々ある．でも正中の痛みが目立ったのが気になったかな…」とだけ教えてくれた．この上級医は名前も知らない外勤医でそれ以降もう会うことはなく，詳細を質問することはできなかった．しかしあとになって考えれば，体腔内深部の臓器は両側性の神経支配を受けるためか症状が正中に表現されることがありうるのかもしれない，という個人的な結論に至った．確かに，筆者自身その仮説を説明しうるような経験をこれまで何度かした．例えば，大動脈弓部のサルモネラ感染性動脈瘤の 63 歳男性の来院時の主訴は，発熱と比較的徐脈に加え「のどの真ん中あたりが痛い」だった．同じく大動脈弓部の炎症性動脈瘤で来院した 38 歳女性は 3 週間続く微熱，体重減少と頸部正中の持続痛だった．

　このように深部病変が体の正中に症状を呈したと思われる症例はほかにも数例経験したが，いずれも局所症状から近傍の解剖を洗ってもその原因が見つからず，結果的にはその痛みに付随する補足的情報が解決の糸口になったのは興味深い．

　これらのケースから得られる教訓としては，症状が正中に表現されながらもその局所近傍に問題が見つからないときは，より広範囲かつ深部の臓器，特に動脈系に着目すると診断の助けになるかもしれない，ということである．

Pearl
体幹正中・四肢の疼痛や違和感で大動脈解離を疑っても笑われることはない．

専門外の診断を逃さないために

ある夜の救急外来に小学校3年生の男児が右下腹部痛を主訴に母親に連れられて来院した．夕食後に母親に右下腹部痛を訴え，痛みが強くなっているということで受診を考えたとのことだった．発症のタイミングははっきりしなかったが，その日あったことは小学校で運動会の練習（ハードル競争など陸上競技）があった程度という．じっとしていると痛みはないが，ジンジンと鈍い痛みだという．特に先ほど来院途中に駅で階段を登ったときに痛みが強かったという．食欲はあり，吐き気や嘔吐もなし．熱もない．診察すると腹部は平坦で柔らかい．圧痛は右下腹部にあった．軽度肥満のためはっきりしなかったが，最大の圧痛点は前腸骨棘の上あたりだった．咳誘発の腹膜刺激兆候はないが，打診による痛みの誘発，反跳痛がごく軽度あった．腹部聴診は正常．Carnett徴候は軽度陽性だった．本人によく話を訊いてみると，股関節も痛く脚も上がりにくいとのことで，筋骨格の痛みも考慮し整形外科に相談したところ，結果として上前腸骨棘の剝離骨折という診断だった．

実はちょうどこの2週ほど前に全国配信の症例検討会で先輩医師と行ったのがこの疾患であったために，筆者にとってはいっそう印象的な症例となった．

症例プレゼンテーションの最初の時点で，実は筆者は右下腹部痛を内臓の問題と考えていたが，診察後にそれ以外の可能性はないのだろうかと考え，かつ直近の症例検討での経験から上記の診断を想起することができた．

多くの医師が自分の専門領域をもっている．総合的に患者を幅広く診るといわれるジェネラリストでさえ，自分が普段診察することがあまりない領域も少なくないだろう．例えば，内科領域が専門なら外科的疾患やここに挙げたような外傷，外科領域が専門なら内科系の疾患，成人領域が専門なら小児科などである．

ここで取り上げた例は，内科系医師があまり遭遇しない外傷にも出会いうるという例を通して，内科医は外傷の存在をいつも忘れるべきではないというメッセージを書いた．患者はいつも必ず正しい専門科の外来をノックするわけではない．本例のように，右下腹部であれば内科（例えば憩室炎），外科（例えば虫垂炎），泌尿器科（例えば尿路結石），婦人科（例えば卵巣出血），整形外科（例えば骨盤剝離骨折），皮膚科（例えば帯状疱疹）など，どのような科でも診察する可能性がある訴えや病状がある．自分の診療しない科の疾患についても注意を払い，自分の科目だけにとらわれないで鑑別を広げることができるようにしておく必要がある．自分ですべて診断できなければならないわけではない．診断上困ったときには科が違う医師に協力を求めることもでき

るだろう．自分では診断できないものを無理に抱え込むこともないだろう．ただ，疑わなければ自分の科以外の病気ということも想起できない．そのために，仮に自分の専門科の病気が pivot として想起されたときは，自分の専門科以外の疾患も cluster に含んでおくように意識することが重要である．Cluster は患者が目の前にいなくとも普段から整理しておくことができる．例えば，自分の専門領域外の疾患を，**MEDICINE** のフレームワーク（39 頁）に沿って一つひとつ挙げていくのはどうだろうか．こうすれば自分が想起していない疾患カテゴリーでもより網羅的に挙げることができるかもしれない．

　同時に，今回の症例のような，自分が知る範囲を超えた疾患を相手にしなければならない，などの困ったときに気軽にコンサルトできる他科との良好な関係も大切である．専門分化している医療のなかで，よほどの僻地でもないかぎり自分だけで何もかもやらなければならないという状況もない．1 人でできることには限りがある．自分の限界を知るとともに困ったときは無理に自分だけで背負い込まず，周りのメンバーの頭脳を借りればよいだろう．医師同士互いを尊重し合う横のつながり，業務上の連携やコミュニケーションを良好に保っておくことは単に職場環境のためだけではなく，患者の利益にもなりうる．

　この項では，最初に診た（ある専門家の）医師が専門外の領域の診断をどのように拾い上げるかということについて述べた．紹介した 2 つのポイントのうち，1 つは自分の専門外の疾患も常に展開できるように cluster や mesh を準備しておくこと，もう 1 つは他科のコンサルトをスムーズにできるように普段から配慮しておくことである．

切り口を変える

　論理的・分析的思考（System 2）を使う場合，たいてい何らかのキーワードから鑑別の mesh［mesh layers approach；MLA（71～73 頁）］を広げることが一般的である（例えば血尿の鑑別，腹痛の鑑別など）．

　受診 1 日前からの血尿と発熱を主訴に来院した 31 歳女性を診察したとする．その鑑別は多岐にわたる．

　追加の病歴を加えても，この患者にとっての鑑別にリストアップされた疾患がどれも鑑別の優先順位をつけ難く，鑑別診断の作業を困難にするような場合がある．

　ところが ER で撮像されたこの患者の腹部 CT の所見で著明な膀胱壁の全周性肥

厚が指摘された場合，膀胱壁の全周性肥厚を来すような鑑別疾患の mesh を展開することで，別の角度からのアプローチをすることが可能になるかもしれない．単に主訴の血尿という切り口だけでなく，発熱からの切り口，またそれ以外の切り口など多角的な視点から議論すれば，この患者の本質的な問題に迫る可能性が高まるだろう．

　ここで取り上げたいのは mesh をかける順番である．もし最初にかける mesh を膀胱壁全周性肥厚の mesh にすると，その mesh に自動的に血尿の mesh も含まれるかもしれない．つまり，血尿が膀胱由来であると考えれば一元的に鑑別を考えられるのである．プロブレムリスト作成の観点から説明すると，膀胱壁全周性肥厚のプロブレムの中に血尿のプロブレムが統合されるということと同じ意味になる．こうすれば，血尿の原因が膀胱壁肥厚と関連があり，それに熱が伴った病態として鑑別を考えていくことができる．

　しかし，膀胱からの血尿として考えたときに，この患者の他の情報を合わせると一元的に説明がつかない場合があるかもしれない．つまり，膀胱が病変の主座でないかもしれない場合だ．この場合は，膀胱壁肥厚の mesh を第一とする mesh layers をいったんバラバラにして，別の mesh，例えば血尿を最初にかけることでより鑑別の幅が広がるだろう．このように切り口を切り替えながら柔軟に思考していくことで，固定した思考にならず鑑別診断にも幅が出るだろう．

> *Column* 　診断思考のコモディティ化
>
> 　これは本書を作る過程でも編集者と話題になったことだが，医学的知識のある医師よりも意外に一般の方のほうが患者について客観的・多角的に物事を見ていることもあるようである．最近は医学のコモディティ化が進んできている．診断思考という狭い領域もその一つである．例えば，お茶の間で一般の方が医師たちの診断のプロセスをエンターテインメントとして楽しむような機会も登場してきた．その際，そのエンターテインメント番組の中で難症例を相手に網羅的・分析的思考の結果出した診断名に研修医がアンカリングしてしまっているのを見て，一般の視聴者でも「自分のほうがもっといろいろなことを考えていた」というような感想をもつこともあるそうである（確かにこの意見は私の身近の非医療者でも時々聞かれる意見である）．とはいえ，そのエンターテインメント番組に参加している研修医の能力が劣っていると短絡できるわけではない．医療空間から離れた非日常的な場所で，実際に

患者も診ない偏った情報だけで診断力を試されていること（つまり，診断に必要な情報が不十分な状態で診断を試みている），普段患者を診ているからこそ単純に考えてはいけないと判断したこと（番組内の診断の場ではこれが診断のバイアスになるが，現場ではないので医療者として妥当な感性と思う），というような医療者側からの意見もあるだろう．しかしいずれにしても，このように情報を不自然に「落とされた」場でも診断の力を試されるということは一つのチャレンジであり，各医師の成長へのきっかけになりうることかもしれない．診断力を高めるうえで試されることとして，より多面的に，木でなく森を見るように俯瞰的，客観的に物事を捉えることは不十分な情報で診断を迫られるうえでも活かされることかもしれない．その手段として mesh を柔軟に使い分けるということは一つの有効なアイディアであると思う．

KFD の"乗り入れ"

　物事はできるだけシンプルに考えるほうが思考のスピードを上げ，無駄な思考の摩擦・摩耗を減らすことにつながる．

　KFD（key fact for diagnosis）は診断に最も有益な情報であり，ここが診断を想起する入口になることが多い．KFD は主訴であることが多いが，病歴の中に隠れている訴えであったり，環境因子やバックグラウンドの患者情報であったり，または特定の身体所見や検査データであることもある．

　直観的に診断を想起させるような KFD もあれば，複数の鑑別疾患を示唆するものの比較的疾患特異度の高いものもある．KFD のなかには，違う KFD であっても比較的似ている鑑別疾患群を擁するものもある．つまり，診断思考という洞窟の入口（KFD）が少し違ってもその先（想起される診断）が同じというわけである．

　具体的に，KFD が主訴のときを例にとってみる．例えば痙攣と意識障害である．どちらの症状を呈しても，疾患頻度こそ多少違いはあれど，鑑別診断として痙攣を来す疾患と意識障害を来す疾患のリストはざっくりと同じである．そこで，痙攣を呈して来院した患者の原因疾患の鑑別は意識障害の鑑別と互換して考える．その逆も同じである．

　言い方を変えれば，痙攣と意識障害でそれぞれ想起される疾患の cluster のベン図が互いに重なるエリアが大きいという言い方もできる．

診断を試みる初期の時点では完全主義を追求しすぎず，細かいところはいったん脇に置いておいて全体をざっくり捉えるということができる俯瞰力・要約力も診断力を伸ばすうえでは重要である．細かいところは捨てずに脇に置き，鑑別を詰めていく段階であらためて考慮すればよい．

　この辺を完璧主義的に「厳密には違うので…」とせずに，まず「だいたいこのあたりで着眼してみよう…」というように直観であたりをつけながら鑑別を考えるほうが，直観的思考が作動しやすく，その妥当性も発揮されることが高い．

　KFDの乗り入れの例としてはほかに，急性の胸痛と急性の呼吸困難の鑑別疾患，あるいは尿閉と腎機能低下の鑑別疾患，不明熱とESR（赤血球沈降速度）高値の鑑別疾患，高いCRP血症と不明熱の鑑別疾患，失神とショックの鑑別疾患，脾腫と汎血球減少の鑑別疾患などの相互乗り入れが挙げられる．

戦術編 III
Tactics III

即戦 Key Mesh
現場ですぐ出る鑑別 70

鑑別整理法

　本章は分析的思考，特に戦略編で紹介した PCS，MLA，HVT やその他の整理法の具体例を多く紹介している．所々に語呂の作り方や整理のポイントなどを解説したので，読者の方が新しく使いやすい各論の整理法を明日から作成する助けになれば幸いである．

　分析的思考の整理は時間のあるときに比較的気軽に行うことができる．鑑別診断のフレームワークなどを平時に整理しておくうえで心がけたいことは，その思考過程・整理内容を，
　1) 現場で容易に想起できる
　2) すぐに使えるものに洗練する
ことに心を砕くのがよいと思う．そのためには前述した語呂合わせ，簡単な表，項目を 3〜4 つまでに絞るルールなどの工夫に習熟しておくのがよいだろう．

　本章で選んだトピックとしては，初期診療・プライマリケアでよく出会う，かつ重要な鑑別疾患に焦点を当てた．戦略編で紹介した Mesh の概念に倣い，鑑別群を Key（重要な）Mesh としている（Mesh の鑑別の並びは頻度・緊急度順ではない）．項目を以下のカテゴリーに分類した．

- 急性期（183〜186 頁）
- バイタルサイン（187〜190 頁）
- 症候（191〜223 頁）
- 検査（224〜236 頁）

　各項目には pearl または diagnostic point として，トピックごとに重要となるポイントがある場合に簡潔なセンテンスで付記した．

　なお，この章は鑑別疾患の整理に特化したため，各疾患の診断・治療方法の一般的な詳細は割愛した．また，鑑別に用いた疾患群の疫学情報は成人に限定している．

急性期

Key Mesh プレショック（preshock；ショック前状態）に気づくサイン

ABCD

Autonomic disturbance
　　――自律神経症状（冷汗，嘔気・嘔吐・下痢など消化器症状，生あくび）
Bizarre Behavior　　――奇妙な行動（噛み合わない発言，せん妄，無関心）
Color of face
　　――顔色の変化（急性の循環不全では肌の色により土色が強くなることもある）
Discomfort　　――気分不快，倦怠感

Diagnostic point

　プレショックの所見を見たらどのような主訴でもショックの前兆と考え，ショックの鑑別と対応に頭をスイッチする〔ビリヤード・ドレーン理論（162頁）〕．

Pearl

冷汗は「汗が出ているのに末梢が冷たい」ことである．血管収縮による四肢の冷汗を来している．

Key Mesh PEA の原因

ShocK TO Acidosis

Shock　　　→ショック
hyper-/hypo- **K**alemia ───── 高カリウム血症・低カリウム血症
Temperature (low) ───── 低体温
Toxin ───── 中毒
O₂ ───── 低酸素血症
Acidosis ───── アシドーシスを来す疾患

Pearl

最初に除外すべきは右心系のショックである．閉塞の解除の遅れは時に秒単位で致命的である．

整理のポイント　　ショック（Shock）

　ショックは心臓および血管のショックの 2 つに分類できる．心臓のショックは左心系と右心系に，血管のショック（血管内容量減少）は絶対的減少と相対的減少にそれぞれ分類できる(図21)．

心臓（中心循環）のショック（右心系または左心系ショック）

❶ 左心系ショック（左心房→全身循環：いわゆる心原性ショック）
　1）ポンプ失調（左心室）──収縮不全：ACS（急性冠症候群）の cluster *
　　　　　　　　　　　　　──拡張不全
　2）リズム（不整脈）：頻脈性不整脈，徐脈性不整脈
　3）流出・流入路閉塞：弁膜症（僧帽弁，大動脈弁），左房粘液腫，三心房心，閉塞型肥大型心筋症

　　　　　　　　　　＊ ACS の cluster：急性心膜炎・心筋炎，心筋症

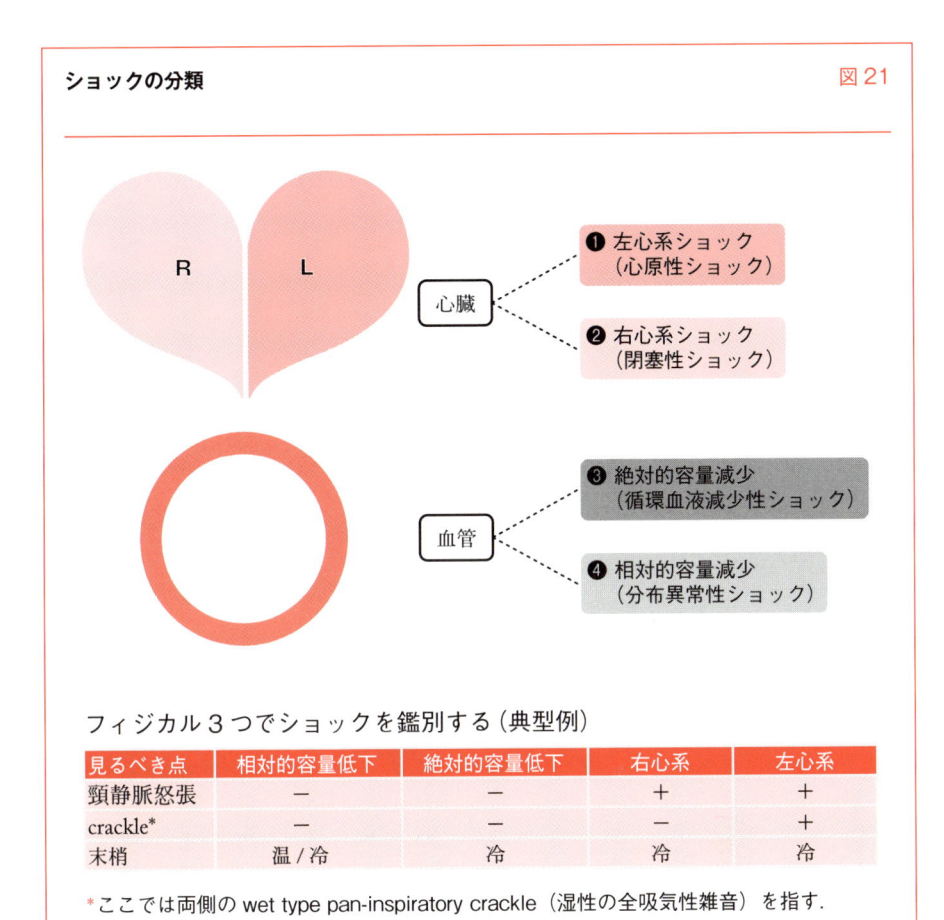

ショックの分類

図 21

❶ 左心系ショック
（心原性ショック）

❷ 右心系ショック
（閉塞性ショック）

心臓

❸ 絶対的容量減少
（循環血液減少性ショック）

❹ 相対的容量減少
（分布異常性ショック）

血管

フィジカル3つでショックを鑑別する（典型例）

見るべき点	相対的容量低下	絶対的容量低下	右心系	左心系
頸静脈怒張	−	−	＋	＋
crackle*	−	−	−	＋
末梢	温 / 冷	冷	冷	冷

*ここでは両側の wet type pan-inspiratory crackle（湿性の全吸気性雑音）を指す．

❷ 右心系ショック（大静脈→肺動脈まで；いわゆる閉塞性ショック）

緊張性気胸，三尖弁逆流，心タンポナーデ，純粋な右室梗塞，肺塞栓，重症喘息発作

閉塞性ショックの鑑別は，血液が流れる順，つまり上大静脈→右房→三尖弁→右室→肺動脈の順に閉塞起点を考えると覚えやすい（上記の並びはその順路を意識している）．この考え方は左心系ショックの3）流入・流出路閉塞でも同様である．

血管（末梢循環）のショック

❸ 絶対的容量減少
　脱水，出血〔体内，体外（消化管含）〕
❹ 相対的容量減少
　いわゆる血液再分布性ショック：**DANSAT**

DANSAT

Drug（alpha blocker, beta blocker, calcium channel blocker, NO, CO_2）
　――――薬剤（αブロッカー，βブロッカー，カルシウムチャネル拮抗薬，一酸化炭素，二酸化炭素）
Adrenal insufficiency　――――副腎不全
Neurogenic　――――神経原性ショック
SIRS　――――全身性炎症反応症候群（敗血症性ショック，膵炎，熱傷など）
Anaphylaxis　――――アナフィラキシー
Thyrotoxicosis, **T**oxin　――――甲状腺中毒，トキシン（毒素性ショック）

バイタルサイン

Key Mesh

ショックで徐脈（BP↓＋HR↓）

A RighT LyteS BRADY（Key Mesh作成のポイント：リズムで覚える語呂）

Arrhythmia ── 不整脈
Right MI ── 右心室梗塞
Temperature, hypo**T**hyroid ── 低体温，甲状腺機能低下
Lyte（K↑，Mg↑） ── 電解質（高K，高Mg）
Sepsis ── 敗血症
BS ── 血糖
Reflex（Vasovagal） ── 迷走神経反射
Adrenal insufficiency ── 副腎不全
Drug* ── 薬剤性
h**Y**poxia ── 低酸素血症

＊ ここでのdrugは **ABCD**：**A**lpha blocker, **B**eta blocker, **C**alcium channel blocker, **D**iuretics
── α拮抗薬，β遮断薬，カルシウムチャネル拮抗薬，利尿薬

Key Mesh **相対的徐脈**

ABCDE Slow beat

Athlete, **A**rrhythmia ──── 運動家, 不整脈
Beta blocker ──── β遮断薬
CCB, **C**arcinoma (RCC)
　　 ──── カルシウムチャネル拮抗薬, 癌 (腎細胞癌)
Drug fever* 薬剤熱 〔→薬剤熱 (193頁) 参照〕
Endocarditis (conduction abnormality) ──── 心内膜炎 (伝導障害)
Slow beat: Salmonella (typhi), Brucella, Campylobacter, Chlamydia, Diphtheria, Legionella, Lyme, Malaria, Rickettsia
　　 ──── サルモネラ, ブルセラ, カンピロバクター, クラミジア, ジフテリア, レジオネラ, ライム病, マラリア, リケッチア

Key Mesh **相対的頻脈**

Super Tachy Cardia

Sepsis, **S**pO₂↓ ──── 敗血症, SpO_2 の低下
Thyrotoxicosis, **T**oxin (diphtheria, exotoxin)
　　 ──── 甲状腺中毒, 毒 (ジフテリア, 外毒素)
Cardiac ──── 心臓 (虚血, ウイルス・カテコラミン性心筋炎, 不整脈)

Key Mesh 超高熱（>41.5℃）

High Temp! CNS MD（覚え方：高体温は CNS MD（中枢神経専門の医者）を呼べ）

CNS lesion ——（最多原因）中枢神経病変
Neuroleptic malignant syndrome —— 神経遮断薬悪性症候群
Sepsis —— 敗血症
Malignant hyperthermia —— 悪性高熱
Drugs —— 薬剤性

Key Mesh 低体温

END OF Sepsis（敗血症の最後には低体温症になるという覚え方）

Endocrine（GT-H） —— 内分泌疾患（血糖，甲状腺，副腎不全）
Neuro（PNS，CNS） —— 神経疾患（末梢神経，中枢神経）
Drug —— 薬剤性
Old age —— 加齢
Frost bite —— 凍傷
Sepsis —— 敗血症

Pearl

高熱と低体温は目を引く．しかし平熱でも医師の警戒レベルは変わらない．

Pearl

いわゆる安定剤は低体温と低血圧を起こしうるが，視床下部病変がある患者には特にその頻度が多い．

Pearl

母親が妊娠中にワルファリンを服用していた場合，患者の偶発性低体温症の原因は脳梁欠損症かもしれない．

症候

> **Key Mesh**
>
> ## 3 大不明熱
>
> **iMac**（覚え方：不明熱は難しいので時に e-diagnosis で iMac を使えという意味）
>
> **I**nfection ────感染：TB，膿瘍，感染性心内膜炎，骨髄炎
> **Ma**lignancy
> ────悪性腫瘍：癌，血液悪性腫瘍（悪性リンパ腫）
> **C**ollagen Vascular/Vasculitis：膠原病・血管炎

Pearl

ひどい心不全＋発熱では感染性心内膜炎を忘れないこと．激しい心不全では心雑音はたいてい肺雑音でマスクされるため，経時的エコーが弁膜症の悪化を迅速に拾い上げる唯一の方法である．

Pearl

感染性心内膜炎に筋骨格症状が出ることは多い．大腿内側の痛みが菌血症を示唆することがあるが，この場合，同時に腸腰筋膿瘍による関連痛も疑うこと．

Key Mesh 不明熱：3大不明熱（感染，腫瘍，膠原病）以外

The ABCDEFG

Thyroid ──── 甲状腺機能異常
Adrenal insufficiency ──── 副腎不全
Bleeding (hematoma) ──── 出血（血腫）
Catecholamine (Pheochromocytoma)
　　　　──── カテコラミン関連（褐色細胞腫）
Drug fever ──── 薬剤熱〔→薬剤熱（193頁）参照〕
Embolism (incl. PE, DVT, LA myxoma)
　　　　──── 塞栓（肺塞栓，深部静脈血栓，左房粘液腫を含む）
Factitious, **F**amilial ──── 人為的，家族性
Granulomatous diseases (Sarcoidosis, etc)
　　　　──── 肉芽腫形成性疾患（サルコイドーシスなど）

Pearl

精査中の熱がもし腫瘍自体の発熱なら，現代において鑑別の第一は血液腫瘍である．一方，血液腫瘍に比べ固形癌は発熱しにくく，固形癌の熱を考える場合は感染または治療関連の発熱も特に考慮する．

Pearl

悪性リンパ腫を疑ったときは骨髄や肝臓・脾臓で陰性でも皮膚のランダム生検を躊躇しない．皮膚生検だけが陽性で決め手になる例もあるからである．

Key Mesh 薬剤熱（主なもの）

ABC Drug

Anti-
　Biotics ────抗菌薬
　Convulsant ────抗痙攣薬
　Diuretics ────利尿薬

Key Mesh アジア渡航者の発熱

Asian MDR-TBs ＊ MDR-TB：多剤耐性（Multidrug resistant）結核

hepatitis **A**, **A**lphavirus（Chikungunya）, **A**mebiasis
　────A 型肝炎，アルファウイルス（チクングニア），アメーバ症
Malaria, **M**elioidosis ────マラリア，類鼻疽症
Dengue, Traveller's **D**iarrhea＊ ────デング，旅行者下痢症＊
Rickettsia, **R**abies ────リケッチア，狂犬病
Typhoid ────腸チフス
t**B**, hepatitis **B** ────結核，B 型肝炎
Spirochetes（Leptospirosis, Syphilis, Relapsing fever, Lyme）, **S**chistosomiasis, **S**exually transmitted disease（HIV, HBV, Syphilis, etc）
　────スピロヘータ（レプトスピラ症，梅毒，回帰熱，ライム病），住血吸虫，性感染症（HIV，HBV，梅毒など）

＊原因微生物は，細菌では大腸菌，カンピロバクター，赤痢，サルモネラ，エロモナス，プレシオモナスなど，ウイルスではノロウイルス，ロタウイルス，アストロウイルス，寄生虫ではジアルジア，赤痢アメーバ，クリプトスポリジウム，サイクロスポラなどがある。旅行者下痢症に限らないが，地域によっても微生物の分布は違うので，CDC の yellow book（wwwnc.cdc.gov/travel/page/yellowbook-home-2014）などで参照のこと。

Pearl

「複数の同時感染は免疫能正常者には稀である」というルールは渡航者には通用しない．

Key Mesh **感染症の不明熱として考慮すべきもの**

* 以後本書では"感染症の不明熱 cluster"と呼ぶ

STI + ABCDE

Sepsis, **S**pinal infection, **S**pirochetes, **S**. typhi
　　──敗血症，脊椎感染症，スピロヘータ，サルモネラ菌

TB, **T**ick borne (Rickettsia, Borrelia, Babesia, Ehrlichia, etc), **T**ropheryma
　　──結核，ダニ媒介（リケッチア，ボレリア，バベシア，エールリキアなど），Whipple 病

IE, **H**IV, **I**nfluenza　　──感染性心内膜炎，HIV，インフルエンザ

Abscess, **A**IDS, **A**ctinomyces/Nocardia
　　──膿瘍，AIDS，放線菌・ノカルジア

Bartonella, **B**rucella, **B**abesia, **B**orrelia
　　──バルトネラ，ブルセラ，バベシア，ボレリア

CMV, **C**oxiella　　──サイトメガロウイルス，コクシエラ

Dengue　　──デング

Entamoeba, **E**BV　　──アメーバ，EB ウイルス

* 臓器と微生物が混在しているが，微生物名のものは臓器を特定しない全身感染症である．

Key Mesh — 遺伝性周期性発熱症候群

Treat Hereditary Fever with Colchicine

TNF receptor-1 associated periodic syndrome (TRAPS)
　——TNFレセプター1関連周期性発熱
Hyper IgD syndrome (HIDS)　——高 IgD 症候群
Familial Mediterranean fever (FMF)　——家族性地中海熱
Cryopyrin associated periodic syndrome
　——クリオピリン関連周期性発熱

Pearl

遺伝性周期性発熱の診断は重要である．二次性アミロイドーシスの予防につながるかもしれないからである．逆にアミロイドを見たとき，若年でなくとも念のため本疾患も鑑別の隅に置いておく．

Diagnostic point

　成人であればFMFまたはTRAPSがほとんどである．若年，周期性発熱，筋肉痛，腹痛あたりがKFDになるだろう．いずれも診断は遺伝子検査〔FMFはMEFV（蛋白はpyrin），TRAPSはTNFRSF1A（蛋白はTNFR1）〕である．
　発熱の持続はFMFが2, 3日で最短，最長がTRAPSの平均15日である．

Key Mesh 全身倦怠感または食欲のない体重減少

MEDICINE のフレームワーク（総論参照）で考える

Mental ──── うつ，不安，身体症状障害，睡眠障害
Endocrine metabolic ──── GLUT-HUBS（40 頁）
Drugs ──── 〔薬物中毒，降圧薬，抗うつ薬，電解質（Na, K, Ca, Zn, Fe），ビタミン（不足・過剰）〕
Inflammation ──── 炎症
　Infection ──── 感染症の不明熱 cluster（194 頁）
　Immune ──── 血管炎の cluster（44, 221 頁）
Current ──── 気道（COPD），血液（貧血），消化器（潰瘍，悪性腫瘍），血管（慢性硬膜下血腫，うっ血性心不全，拡張型心筋症）
Iatrogenic ──── 過剰な薬剤
Neoplastic/**N**eurology ──── 癌（特に膵癌），悪性リンパ腫，神経疾患（認知症，萎縮性側索硬化症，重症筋無力症）

Diagnostic Point

全身倦怠感と食欲のない体重減少は同じ鑑別を考えるところから始める（ビリヤード・ドレーン理論）．

Pearl

説明のつかない高齢者の進行性の脱力と食欲・意識低下は CT を．両側性硬膜下血腫は稀ではない．

Key Mesh: 食欲が保たれる体重減少

DTM＆H（Diploma in Tropical Medicine & Hygiene：熱帯医学の学位の名称）

Diabetes ─── 糖尿病
Thyroid ─── 甲状腺機能異常
Malignancy（early phase） ─── 悪性腫瘍（早期）
Helminthic infection ─── 蠕虫

Diagnostic Point

上記疾患は疾患の時期により食欲増加を来す．

Key Mesh **意識障害と痙攣**

DO MINTS（意識障害にはミントを試せ．目を覚ますかもしれない）

Drug ———薬物

O$_2$, CO$_2$, CO, MetHb, Cyanide, metal fume
———（低）酸素，二酸化炭素，一酸化炭素，メトヘモグロビン，シアニド，金属ヒューム

Metabolic：GLUT-HUBS/VB$_{1/12}$
———代謝，血糖，肝性脳症，尿毒症，甲状腺機能異常，視床下部-下垂体-副腎異常，骨代謝（カルシウム），その他の稀な疾患，ビタミンB$_{1・12}$欠乏

Intracranial ———頭蓋内疾患

Inflammation（infection, autoimmune）———炎症（感染症，自己免疫）

Neuro/psychiatric［CVD（CI/SAH/EDH/SDH/VA/Cerebral venous thrombosis/TIA），Brain tumor, Epilepsy, Psychosis, CNX］
———神経/精神疾患〔脳血管障害（脳梗塞/くも膜下出血/硬膜外血腫/硬膜下血腫/椎骨動脈解離/静脈洞血栓/一過性脳虚血発作），脳腫瘍，てんかん，精神疾患，迷走神経反射〕

Temperature ———体温異常

Shock：ショック（184頁）の鑑別

Diagnostic point

意識障害と痙攣は鑑別疾患の重複が多い．そのため同じ鑑別群で整理する（ビリヤード・ドレーン理論）．

Pearl

意識障害のアンモニア高値は脳出血，低血糖性昏睡，敗血症の除外を意味しない〔肝性脳症のcluster（238頁）〕．

Pearl
意識障害時の血糖静注ではビタミン B_1 も忘れない．同時の欠乏がありうる．

Pearl
解糖系の名脇役，いないと困る：ビタミン B_1 欠乏はショックを起こしうる．

整理のポイント　失神

　失神は「一過性の脳（大脳または網様体賦活系）の全般的灌流低下」である．鑑別は解剖学的に3つに大別する(図22, 23).

　つまり，❶脳の問題，❷脳と心臓をつなぐループの問題（椎骨脳底動脈系である後循環系），❸心臓と血管の問題（＝全ショックの鑑別），の3つに分けられる．

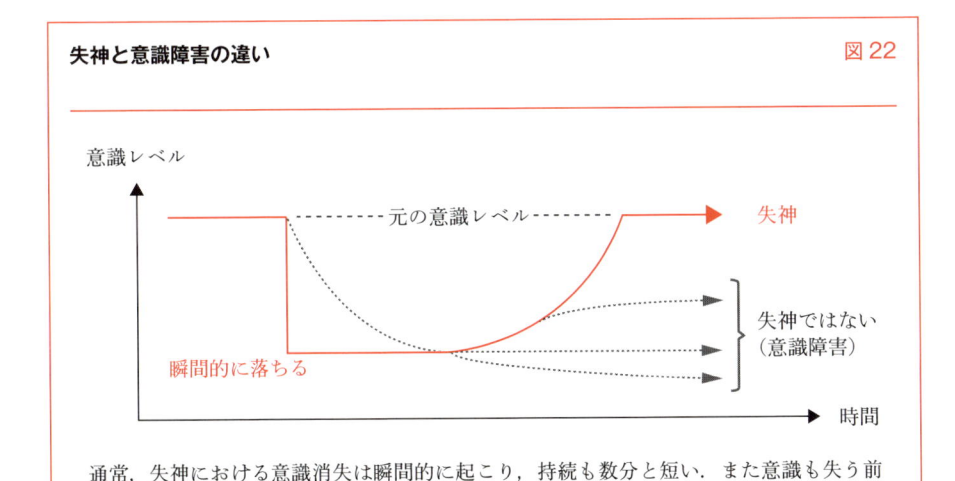

失神と意識障害の違い　　　　　　　　　　　　　　　　　　図22

通常，失神における意識消失は瞬間的に起こり，持続も数分と短い．また意識も失う前のレベルに完全に戻る．戻らない場合は失神ではなく，意識障害（覚醒の障害）として扱うべきであり，鑑別も異なってくる．

失神の分類　　　図 23

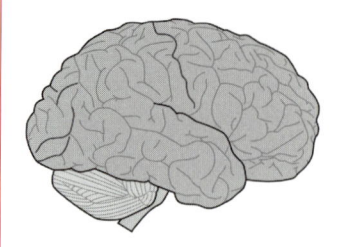

❶大脳：
- てんかん発作
- 精神疾患（転換性障害など）
- 広範な一過性脳虚血

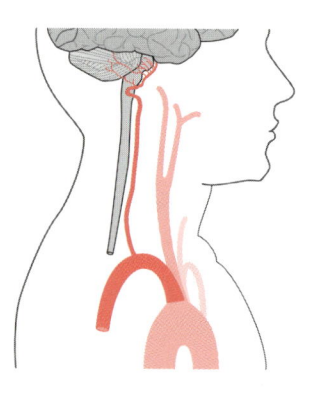

❷後循環系
Current の問題:ABCDEFRUV の B と V(blood と vascular)
- Blood（血液内の内容物：低酸素, 高 CO_2, NH_3）
- Vascular（椎骨脳底動脈の機能的な流れの異常：神経血管調節の失調*）
- Vascular（椎骨脳底動脈の器質的な流れの異常：椎骨動脈解離, 鎖骨下動脈盗血症候群など）

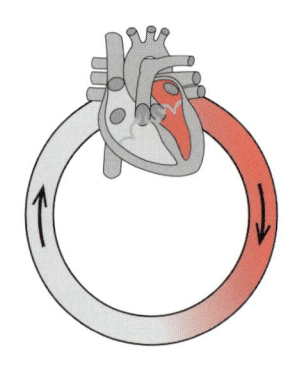

❸体循環の異常（＝全ショックの鑑別）
→ショック（184 頁）

*神経血管調節の失調：自律神経異常［多系統萎縮症, 褐色細胞腫, 糖尿病, 傍腫瘍性, アミロイド, 薬剤性, 副交感神経（迷走神経反射, 食後低血圧含む）］

Pearl
"失神では直腸診を"：失神は直腸診が診断に直結する数少ない症候の一つである．消化管出血は意外に見逃されている．その場合，たいていは冷汗を伴っている．

Pearl
失神では全例で頸動脈を振れること．二峰性動脈波の性状が大動脈の弁下狭窄を教えるかもしれない*．

Diagnostic Point　失神患者の心電図

II，V_1 誘導 → 頻脈性，徐脈性不整脈
胸部誘導の R 波 → 増高では弁下狭窄（肥大型心筋症など），減弱（心タンポナーデ）
QT 間隔 → QT 延長症候群
ST-T 波 → 急性冠症候群，Brugada 症候群〔特に上向き凸の Coved 型（一峰性）は危険〕，
　　　　　Wellens 症候群，不整脈源性右室異形成

整理のポイント　めまい

❶ 失神前めまい（Presyncope）
　→失神（199 頁）の鑑別へ
❷ 非失神前めまい（Non-presyncope）
　・Vertigo → Peripheral CN8（BPPV, Ménière, Vestibular neuritis, etc), or Central
　　　回転性めまい → 末梢性（内耳：良性発作性頭位めまい，メニエール，前庭神経炎など）または中枢性
　・Dysequilibrium → cerebellar/brain stem/frontal lobe, Spinal (Posterior column, cervical), peripheral neuropathy, musculoskeletal disorder
　　　不安定性めまい → 小脳/脳幹/前頭葉，脊髄性（後索，頸髄），末梢神経障害（深部覚），筋骨格系障害

＊志水太郎，徳田安春：心原性失神．Medicina 49:1518-1523, 2012

- Undifferentiated→Psychogenic (Depressive disorder, Generalized anxiety disorder, Panic disorder, Somatic symptoms disorder, Factitious disorder, Conversion disorder, etc)
  分類不能型→心因性（うつ病性障害，全般性不安障害，パニック障害，身体症状障害，虚偽性障害，転換性障害など）

Pearl

めまいは失神前（presyncope）か否かで分ける．失神前めまいは心原性の除外，非失神前めまいは脳血管障害の除外を考えるためである．

Pearl

薬剤歴はすべてのめまいにおいて最初に訊く問診である．どのタイプのめまいにも薬剤性の関与があるからである．

Pearl

聴（蝸牛）神経は虚血に強いといわれる．そのため，聴神経症状（張力低下，耳鳴）がある場合は末梢神経障害のことが多い．

Key Mesh　中枢性のめまい（特に脳血管障害）を疑うとき

STEM Dizzy（Stem（脳幹）のめまいという意味）

Sudden onset ——— 突然発症
Temperature and pain sensation loss ——— 温痛覚消失
Extremely high BP ——— 非常に高い血圧
Melanic vomitus ——— 吐物が黒い
Dysarthria, **D**ysphagia, **D**ouble vision
　——— 構音障害，嚥下障害，複視

(一過性)視力低下(Amaurosis fugax)

AMAUROSIS FUGAX

Arterial occlusion
　　──動脈閉塞(特に内頸動脈閉塞や網膜中心動脈閉塞)
Migraine　　──片頭痛
Antiphospholipid syndrome　　──抗リン脂質抗体症候群
Unstable ocular perfusion　　──眼球の不安定な血流(特に網膜動脈)
Retinal vein(occlusion/vasospasm)
　　──網膜静脈(閉塞・血管攣縮)
Optic neuritis　　──視神経炎
Seizure　　──痙攣
Intraocular pressure(Elevated：Tumor/Hemorrhage)
　　──眼圧(上昇：腫瘍・出血)
Systemic infection/vasculitis, **S**arcoidosis
　　──全身感染症・血管炎,サルコイドーシス
Floater(Vitreous)　　──硝子体浮遊物
Unstable coagulation　　──不安定な凝固能
GCA, **G**laucoma, **G**raves
　　──巨細胞性動脈炎,閉塞隅角性緑内障,グレーブス病
AION(Anterior ischemic ocular neuropathy)
　　──前部虚血性視神経症
to**X**in　　──毒物・薬物

Pearl

片側の視力低下は蒼白の眼底を見落とさないこと．数分で機能予後を失う疾患の代表格としてCRAO(Central retinal artery occlusion,網膜中心動脈閉塞)があるからである．典型的なcherry red spotは稀である．

Key Mesh | **動悸**

PAD(動悸では念のため電気的除細動のパッドを準備しよう，という語呂合わせ)

Psychogenic(Depressive disorder, Generalized anxiety disorder, Panic disorder, Somatic symptoms disorder, Conversion disorder, etc)
　———心因性(うつ病性障害，全般性不安障害，パニック障害，身体症状障害，転換性障害など)
Arrhythmia(AFib, PSVT, PVC/VT, MAT)
　———不整脈(心房細動，発作性上室性頻拍，心室期外収縮・心室頻拍，多源性心房頻拍)
Drug "**ABC**"(**A**mphetamine, **A**nticholinergic, **A**lcohol withdrawal, **B**eta stimulant, **C**affeine, **C**ocaine, **C**alcium channel blocker)
　———薬剤(アンフェタミン，抗コリン薬，アルコール離脱，β刺激薬，カフェイン，コカイン，カルシウム拮抗薬)
Hyper**D**ynamic state/**D**istributive state
　———循環動態過剰状態・血液分布異常

Diagnostic point

　不整脈の動悸は突然終わるのが特徴．不規則なら心房細動，脈が飛ぶなら期外収縮，頸部に動悸を感じ，発作後に尿意を感じるのは発作性上室頻拍といわれる．これに対し，洞性頻脈はゆっくり始まる規則的な動悸である．

Pearl

強い動悸は時に胸痛で表現されることがある．

Vertical Tracing | 心房細動（AFIB：Atrial fibrillation）の原因

AFIB TIPS

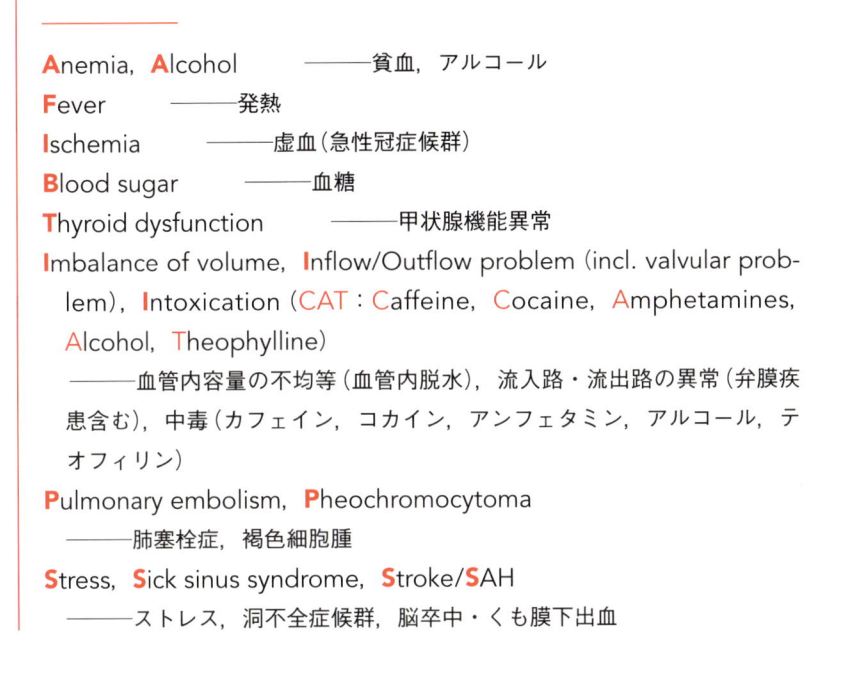

Anemia, **A**lcohol ──── 貧血，アルコール
Fever ──── 発熱
Ischemia ──── 虚血（急性冠症候群）
Blood sugar ──── 血糖
Thyroid dysfunction ──── 甲状腺機能異常
Imbalance of volume, **I**nflow/Outflow problem (incl. valvular problem), **I**ntoxication (**CAT**：**C**affeine, **C**ocaine, **A**mphetamines, **A**lcohol, **T**heophylline)
　　──── 血管内容量の不均等（血管内脱水），流入路・流出路の異常（弁膜疾患含む），中毒（カフェイン，コカイン，アンフェタミン，アルコール，テオフィリン）
Pulmonary embolism, **P**heochromocytoma
　　──── 肺塞栓症，褐色細胞腫
Stress, **S**ick sinus syndrome, **S**troke/**S**AH
　　──── ストレス，洞不全症候群，脳卒中・くも膜下出血

Key Mesh | 致死的胸痛

PIOPED *

Pulmonary embolism, **P**neumococcus pneumonia
　　──── 肺塞栓，肺炎球菌性肺炎
Ischemia（ACS，SMA）──── 虚血（急性冠症候群，上腸間膜動脈）
Obstructive state (Outflow：AS, HOCM；Inflow：Left atrial myxoma, Pulmonary embolism, Tamponade)
　　──── 閉塞性状態（流出路：大動脈弁狭窄，閉塞性肥大型心筋症，流入路：左房粘液腫，肺塞栓症，心タンポナーデ）

Pneumothorax(Tension)　　———緊張性気胸
　　Esophageal rupture/Mediastinitis　　———食道破裂・縦隔炎
　　Dissection of aorta　　———大動脈解離

　＊ PIOPED：肺塞栓症についての研究の名前

Diagnostic Point　　胸痛のカテゴリー

　　心臓（右心・左心ショック）＋大動脈解離の cluster＊＋肺＊＊＋消化器＊＊＊＋胸郭

＊ 大動脈解離の cluster：**PIOPED** に加え，上腸間膜動脈解離，椎体骨折，脊髄血腫，急性膵炎，上部消化管穿孔など
＊＊ 肺：肺炎・胸膜炎（肺炎球菌性肺炎では，感染初期の強い胸膜痛が有名）
＊＊＊ 消化器：破裂・穿孔・炎症（食道，胃，肝，脾，膵）

Pearl
大動脈弁の流出障害が基礎にある場合，脱水や高熱などで高拍出状態になるときだけ可逆性の胸痛を来すことがある．

Pearl
説明のつかない胸痛と低酸素血症は肺塞栓症を最後まで疑う．頻脈を伴うことが多いが，徐脈でも否定できない．

Pivot & Cluster

（X線上）肺炎と思ったときの鑑別〔または Non-resolving pneumonia（よくならない肺炎）の cluster〕

NEOPLASTIC

Neoplasm ──── 悪性新生物
Eosinophilic pneumonia ──── 好酸球性肺炎
Organizing pneumonia ──── 器質化肺炎
PE, **P**ulmonary, Alveolar **p**roteinosis ──── 肺塞栓症，肺胞蛋白症
Lupus ──── 全身性エリテマトーデス
Autoimmune, **A**lveolar hemorrhage ──── 自己免疫，肺胞出血
Sarcoidosis, **S**ilicosis ──── サルコイドーシス，珪肺症
Trauma ──── 外傷
Infection*, **I**nterstitial pneumonia ──── 感染，間質性肺炎
Cardiac ──── 心原性

Key Mesh

* Infection "MY PNA * LEFT?"   * PNA は pneumonia（肺炎）の略語

Mycobacterium, **M**elioidosis ──── マイコバクテリウム，類鼻疽
Yersinia ──── エルシニア
Psittacosis, **P**aragonimiasis, **P**neumocystis
　　──── オウム病クラミジア，肺吸虫，ニューモシスティス肺炎
Nocardia ──── ノカルジア
Aspergillosis, **A**ctinomycosis, **A**nthrax
　　──── アスペルギルス，アクチノミセス，炭疽菌
Leptospirosis ──── レプトスピラ
Endemic **F**ungi（Histo, Cocci, Blasto）
　　──── 風土性の真菌症（ヒストプラズマ，コクシジオイド，ブラストミセス）
Tularemia ──── 野兎病
?：Q fever ──── Q熱

Pearl

肺炎の前駆症状で下痢が起こることはよくある．西洋医学的には自律神経系の賦活化だが，中医学的には肺と大腸の関連から説明がつくかもしれない．

Column　消化器症状を"落として"考える

　上記のとおり，高齢者で消化器症状が前景に立つあまり，他の所見を見えなくしてしまう前述の"霧"のような状況が起こりうることがある．筆者も，下痢のみで出現し，結局はレジオネラ肺炎だった例を2例経験したことがある（しかも1例は1週間前東南アジア帰りで中等量の水様便がメインだった）．手がかりといえばわずかに上がった呼吸数と，かすかなX線上の浸潤影だった．実は，つい最近も職場の後輩から同様の消化器症状が前景に出たパターンの症例があったことを聞いた[*]．このようなケースを経験すると次のような考えが浮かぶ．上記のPearlに従って，消化器症状が疾患の表現型の結果として現れているだけと考えると，消化器症状がメインのように見えてもそれを一度伏せて，その他のわずかなサインで診断につながる所見がないかを探してみると，隠れている本当の原因を見つけ出すことができるかもしれない．

　[*]もともとレジオネラ肺炎は異型肺炎の名のごとく，肺外の症状も多彩である．2008年のCuhhaの論文（Heart Lung. 2008 Sep-Oct;37（5）:403. PMID:18620108）にもあるように，精神症状，下痢，比較的徐脈，顕視的血尿，低リン血症，CPKやCRPやフェリチンの上昇などはその診断の可能性を高めるという．

Key Mesh 危険な嘔気・嘔吐

MIDDLE GI PANCREAS（GI（消化管）の真ん中に膵臓があるという語呂合わせ）

Mesenteric ischemia ———腸間膜虚血（動脈・静脈解離，閉塞）
Intracranial pressure（SAH, Tumor, Meningitis）
———脳圧亢進（くも膜下出血，腫瘍，髄膜炎）
Drug 薬剤（抗癌剤，NSAIDs，抗菌薬，抗不整脈薬，利尿薬，ジゴキシン，鉛など）
Diabetic ketoacidosis ———糖尿病性ケトアシドーシス
Lytes（Ca, Na） ———電解質（カルシウム，ナトリウム）
Esophageal rupture ———食道破裂
Glaucoma ———緑内障
Ileus/Constipation ———腸閉塞・便秘
Pancreatitis ———膵炎
ACS ———急性冠症候群
Neoplastic ———悪性腫瘍
Cholangitis ———胆管炎
Renal（Uremia） ———尿毒症
Ectopic pregnancy ———妊娠（異所性妊娠破裂）
Adrenal insufficiency ———副腎不全
Sepsis ———敗血症〔全身感染症の初期表現（特に高齢者）として〕

*Metabolic : "GLUT-HUBS"（40 頁）

Pearl

ひどい嘔吐と不穏，血圧も高いなら CT へ急げ．おそらくくも膜下出血である．

Pearl

冷や汗と歯を食いしばるくらいの上腹部痛は否定されるまで血管（ACS，大動脈解離，SMA 血栓）と急性膵炎を考えよ．

Key Mesh **吐血・上部消化管出血**

Hemorrhage AT UGI Duodenum

Hypertension：portal hypertension ──門脈圧亢進
Artery（Fistula, Ectasia, AVM） ──動脈（瘻孔，拡張，動静脈瘻）
Tumor, **T**ear（Mallory-Weiss）
　　──腫瘍，裂傷（マロリー・ワイス症候群）（消化性）
Ulcer（peptic） ──（消化性）潰瘍
GERD, **G**astritis ──胃食道逆流症，胃炎
Infection（CMV, HSV, Candida）
　　──感染（サイトメガロ，単純ヘルペス，カンジダ）
Drug["A&B"：**A**SA/NSAIDs, **A**lcohol, **B**isphosphonate（esophagitis）],
　　Duodenitis ──薬剤〔アスピリン・NSAIDs，アルコール，ビスホスホネート（食道炎），十二指腸炎〕

Key Mesh **下部消化管出血**

HINT FOR Ulcer In Descending Colon

Hemorrhoid ──痔
Infection ──感染
Neoplasm（incl. lymphoma） ──悪性新生物（リンパ腫含む）
Thrombus ──血栓による閉塞・虚血
Fistula ──瘻孔
Odd vasculature（AVM） ──動静脈奇形
Radiation induced ──放射線性腸炎
Ulcer ──潰瘍（特に直腸）
Iatrogenic（postoperative） ──医原性（術後）
Diverticular hemorrhage ──憩室出血
Collagen vascular disease/Vasculitis ──膠原病・血管炎

整理のポイント　腹痛

腹痛の鑑別は広範である．急性期における腹痛診断は **TROP-I**（下記）と解剖学的アプローチの2つのフレームワークを重ね使い〔Mesh Layers Approach（71〜73頁）〕する．片方のフレームワークだけで解決すればそれで OK である．

第1の Mesh（病因のアプローチ）：特に緊急性の高いものを考慮する mesh

TROP-I

Tear/**T**orsion　　　　──裂ける・捻れる
Rupture　　　　──破れる（管腔・実質臓器）
Obstruction　　　　──詰まる（管腔・実質臓器）
Perforation/**P**enetration　　　　──穴があく・貫く
Inflammation　　　　──炎症（感染・免疫）

突然発症のフレームワーク「**TROP**」に，腹痛では inflammation（炎症）〔infection（感染）と immune（免疫）〕を加え，「**TROP-I**」とした．心筋マーカーの troponin-I に似せた語呂である．腹痛でも（特に上腹部痛）心臓が原因となりうることを忘れないようにという思いも込めている．

この **TROP-I** が，current（**MEDICINE** の）の ABCDEFRUV のいずれかに該当するか考える．腹痛では特に D（digestive），R（reproductive），U（urinary），V（vascular）を考え，場所に合わせてスクリーニングをかける．

例えば，右上腹部痛で来た患者では，tear×vascular であれば大動脈解離を，また rupture×urinary であれば尿路結石による尿管破裂・腎盂外尿溢流を，obstruction×digestive であれば胆道閉塞や腸閉塞を，inflammation×digestive であれば上行結腸炎などを考える，という感じである．上腹部痛で通常，reproductive（生殖器）は考えにくい．しかしルーチンにこのフレームワークを用いれば，遠隔的に炎症の起こりうる〔inflammation（infection）×reproductive〕として Fitz-Hugh-Curtis 症候群や，あるいは虫垂炎の関連痛と同じような考え方で異所性妊娠（rupture×reproductive）による心窩部痛などの例外も網羅的に鑑別に挙げられるかもしれない．

この第 1 の mesh は，**TROP** のカテゴリーを擁するだけに緊急性の高い鑑別を挙げる性能が高いといえる．

Diagnostic point

婦人科系や血管系の破裂は血液や体液であり刺激が弱く，消化液を含む消化管穿孔の急性腹症とは同じ腹膜刺激症状でも腹がそこまで固くならないといわれる．

第 2 の Mesh（解剖学的なアプローチ）

腹部を「上」，「下」，「横」，「全体・どこでも」の 4 つの場所で分類して，それぞれの代表的疾患を pivot としてその cluster を展開すると〔Pivot and Cluster Strategy(58〜65 頁)〕鑑別の想起がより容易である(図 24)．ここでは「上」を PUD の cluster，「下」を虫垂炎の cluster，「横」を尿路結石の cluster と代表的なものとして取り上げた．

❶ 上（臍より上）→ PUD(peptic ulcer disease)消化性潰瘍の cluster

消化性潰瘍の cluster */**：妊娠，GERD，機能性胃腸症，薬剤性消化不良，胃腫瘍（癌，平滑筋腫，リンパ腫，転移性腫瘍），肥厚性胃炎，肉芽腫性胃炎（サルコイドーシス，好酸球性，Wegener），Crohn 病，感染性胃炎（マイコバクテリウム，ジアルジア，糞線虫），肝炎，肝周囲炎(Fitz-Hugh-Curtis syndrome)，肝癌破裂，胆囊炎，胆管炎，胆管結石，膵炎，虫垂炎の早期，Budd-Chiari 症候群，ACS の cluster ***，横隔膜下膿瘍，肺炎・肺膿瘍・胸膜炎，身体症状障害，など

*** ACS 急性冠症候群の cluster：急性心膜炎・心筋炎，心筋症（含 たこつぼ）

* Diagnostic point

鑑別が多いので，解剖学的な切り口と，cluster 内の cluster で整理する．上記は ACS の cluster として整理したが，他の疾患も別に cluster 化してまとめることもできるかもしれない．個人個人で連想的に思いつきやすいものを cluster 化する習慣をつければ，上記の鑑別をすべて挙げきることも思うほど難しくないだろう．

腹痛の解剖学的アプローチ　　　図24

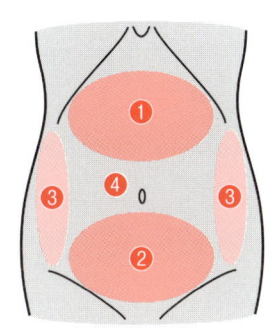

① 上（臍より上）
- 消化性潰瘍の cluster

② 下（臍より下）
- 虫垂炎の cluster

③ 横（側腹部）
- 尿路結石の cluster

④ 全体・どこでも
- 腹部全体に分布する解剖
- Mental（精神疾患）
- Endocrine/Metabolic（内分泌・代謝疾患）など

** Diagnostic point

　仮に診断が PUD だったとしても，その根源の問題の検索（vertical tracing）を忘れないこと．原因は多岐にわたるものの（薬剤，感染，術後，ホルモン分泌腫瘍，浸潤疾患，全身疾患に付随するもの），H.pylori 感染と NSAIDs 使用が圧倒的多数である．この２つでないと考えても結局はこの２つだったということが多い．プロトンポンプ阻害薬使用中や不十分な薬剤歴聞き取りがバイアスとなっていたなどの原因が考えられる．

❷ 下（臍より下）→虫垂炎の cluster

　　虫垂炎の cluster：憩室炎，メッケル憩室炎，炎症性腸疾患，ベーチェット病，虚血性腸炎，薬剤性腸炎，放射線腸炎，好酸球性腸炎，鼠径ヘルニア，閉鎖孔ヘルニア，虫垂癌，骨盤内炎症性疾患（PID）の cluster*，膠原病など全身疾患の表現，感染性腸炎（Amebiasis, Campylobacter, *C. Difficile* 感染，CMV, Difficile, *E.coli*, Yersinia, Salmonella, TB）

---

* PID の cluster：卵巣茎捻転，卵巣出血，子宮内膜症・内膜炎，卵管卵巣膿瘍，排卵痛，異所性妊娠（破裂）

❸ 横（側腹部）→尿路結石の cluster
　　尿路結石の cluster：大動脈解離，腹部大動脈瘤，腎梗塞，腎細胞癌，脾破裂・脾梗塞，異所性妊娠，腸閉塞，虫垂炎，膵炎，詐病，麻薬中毒

❹ 全体・どこでも→腹部全体に分布する解剖，Mental（精神疾患）と Endocrine/Metabolic（内分泌・代謝疾患），その他
　　腹部全体に分布する解剖（腸間膜動脈・静脈の血栓や炎症，腹膜炎，腹膜膵炎，腸炎，腹部術後吻合部リークなど）
　Mental　精神（身体症状障害，転換性障害，全般性不安障害，過敏性腸症候群，詐病）
　Endocrine/Metabolic　内分泌・代謝（糖尿病性ケトアシドーシス，甲状腺機能異常，副腎不全，高カルシウム血症，ポルフィリン症，鉛中毒）
　Else　他〔全身性疾患（特に炎症性疾患，血液疾患，感染症など）の腹痛としての表現〕：血管炎，家族性地中海熱，マラリアなど

第 3 の Mesh（奥の手）：外から絞り込むルール

第 1，第 2 の mesh を使っても診断が想起できないとき，より網羅的な解剖学的アプローチを考慮する〔詳細は「外から絞り込むルール」（156〜157 頁）〕．

Pearl
説明のつかない痛みは動脈疾患の除外が最優先である．

Pearl
腹痛や胸痛で呼吸数が上昇し，頸部の違和感を訴えたときは横隔膜上下の病変を考える（次頁の diagnostic point 参照）．

Diagnostic point　横隔膜上下の問題

SubPhrenic Abscess Causes Neck Pain

Spleen, **S**liding hernia ──── 脾臓（破裂など），滑脱ヘルニア
Pneumonia/**P**leuritis ──── 肺炎・胸膜炎
Aneurism, **A**scites, **A**bscess（Subphrenic） ──── 動脈瘤，腹水，膿瘍（横隔膜下）
Cardiac（especially ACS） ──── 心（特に急性冠症候群）
Neoplasm（Lung cancer, Malignant mesothelioma, etc）
　　──── 腫瘍（肺癌，悪性胸膜中皮腫など）
Paresis（Phrenic nerve paresis, Gastroparesis） ──── 麻痺（横隔神経麻痺，胃麻痺）

Key Mesh　急性下痢（小腸型：毒素型）

WBC SAVED Intestinal GNR-M

Welch（*C. perfringens*） ──── ウェルシュ
Bacillus cereus, **B**rachyspira（Intestinal spirochetes）
　　──── セレウス，ブラキスピラ
Cancer, **C**arcinoid ──── 癌，カルチノイド
Salmonella, **S**. *aureus*, **S**treptococcus
　　──── サルモネラ，黄色ブドウ球菌，連鎖球菌
Aeromonas ──── エロモナス
Vibrio Cholerae ──── コレラ
E. coli ──── 大腸菌
Drug（Laxative, Antibiotics, etc） ──── 緩下剤，抗菌薬
IBS, **I**BD ──── 過敏性腸症候群，炎症性腸疾患
Giardia ──── ジアルジア
Norovirus ──── ノロウイルス
Rotavirus ──── ロタウイルス
Malabsorption* ──── 吸収不良

Key Mesh | 吸収不良の鑑別

TROPICAL

TROPICAL：**T**ropical sprue, **R**adiation, Bacterial **O**vergrowth, **P**ancreas, **I**leostomy, **C**eliac sprue, **A**NS reflex, **L**actose intolerance
　　　――熱帯スプルー，放射線照射後，細菌増殖，慢性膵炎，回腸切除後，セリアック病，自律神経の反応性（急性疾患の初期症状），乳糖不耐症

Pearl
急性期の消化器症状は挨拶代わりにすぎない．腸管外の病変をまず考える．

Key Mesh | 急性下痢（大腸型：侵襲型）

YOU SAVE Colon

Yersinia　　　――エルシニア
Oxytoca（Klebsiella）　　　――クレブシエラ
Ulcerative colitis　　　――潰瘍性大腸炎
Shigella, **S**implex（Herpes）　　　――赤痢，単純ヘルペス
Adenovirus　　　――アデノウイルス
Vibrio parahaemolyticus　　　――ビブリオパラヘモリティクス
E. coli　　　――大腸菌
Colon cancer, **C**ampylobacter, **C**. difficile, **C**MV
　　　――大腸癌，カンピロバクター，クロストリディウム・ディフィシル，サイトメガロウイルス

Diagnostic Point

侵襲型の下痢は毒素型と違い，便の単染色（メチレンブルー）で大腸粘膜，白血球，赤血球が観察される．Salmonella, Shigella, Campylobacter, Yersinia などは腸管上皮から侵入し，組織を破壊する．抗生物質使用歴のある下痢での *C. difficile* の鑑別にも使える．

Key Mesh　便秘

CONSTIPATED Bowel Movement

Calcium　――高カルシウム血症
Opiates　――オピオイド
Neurological：Stroke, Spinal cord, Autonomic nerve impairment
　　――神経：脳血管障害，脊髄病変，自律神経失調
Scleroderma　――強皮症
Tumor　――腫瘍
IBS, **I**BD　――過敏性腸症候群，炎症性腸疾患
Postinflammatory/operative, **P**orphyria, **P**regnancy
　　――炎症後・手術後，ポルフィリン症，妊娠
Anal fissure/stricture, **A**myloid, **A**ntihypertensive/epileptic drugs
　　――裂肛・肛門狭窄，アミロイド，降圧薬・抗痙攣薬
Tricyclic agent　――三環系抗うつ薬
Endocrine(GUT-HB), Less **E**xercise　――内分泌，運動不足
Dehydration, **D**epleted volume, **D**iet, **D**efecating pain
　　――脱水，血管内脱水，食事，排便時疼痛
Barium　――バリウム
Myotonia, **M**yositis　――筋緊張症，筋炎

Key Mesh **多尿（Polyuria）（＞3 L／日）**

Solute Promotes Over Diuresis

Solute diuresis* ──── 溶質（浸透圧）利尿
Primary polydipsia ──── 原発性多飲症
post **O**bstruction ──── 尿路閉塞の解除後
Diabetes **I**nsipidus（DI）
　──── 尿崩症：中枢性（AVP*分泌不全）と腎性（AVP不応）

＊AVP：Arginine Vasopressin　バソプレシン

Key Mesh **溶質（浸透圧）利尿[＊Solute（Osmotic）diuresis]**

GLUCOSE

Glucose ──── 血糖（糖尿病）
Lytes ──── 電解質（利尿薬によるナトリウム吸収障害）
Urea ──── 尿素（高蛋白食など）
Contrast media ──── 造影剤
Osmotic diuretics ──── 浸透圧利尿剤（mannitolなど）
Solved urinary tract obstruction（尿管閉塞解除後）
Excessive sodium loss（Renal failure, Bartter's syndrome, Resolving ATN*）　──── ナトリウム過剰喪失（腎不全，Bartter症候群，ATN改善経過）

＊ATN：Acute tubular necrosis　急性尿細管壊死

Pearl

高 Ca の多尿は Ca がヘンレ上行脚の Na-K-2 Cl チャネルを抑制して Na 利尿を起こすためであり，これは Loop 利尿薬の作用機序と同じである．

Vertical **T**racing　腎性尿崩症（Nephrogenic DI）の原因

DI By Post Renal CalcuLi

Drugs ——— 薬剤
Inherited disease：ADH/AQP 2 receptor gene mutation
——— 遺伝性疾患：ADH または AQP2 受容体をコードする遺伝子の変異
Bartter syndrome ———Bartter 症候群
Potassium（hypo），**P**regnancy ———低 K，妊娠
Renal disease ———腎疾患
Calcium（Hyper） ———高カルシウム血症
Lithium overdose ———リチウム中毒

Pearl

下垂体腺腫では中枢性尿崩症は起こりにくい．下垂体前葉の疾患だからである．

Key Mesh　診断の難しい浮腫

EDEMA PT（patient）

Eosinophilic angioedema ────好酸球性血管浮腫
Drugs, **D**VT ────薬剤性，深部静脈血栓
r**E**feeding edema ────栄養補給性浮腫
Malabsorption ────低栄養
Amyloidosis ────アミロイドーシス
POEMS, **P**SAGN ────POEMS症候群，連鎖球菌感染後急性腎不全
Tiamine（Vit. B$_1$）deficiency ────ビタミンB$_1$欠乏症

Key Mesh　血管炎を鑑別に挙げるきっかけとなる臨床症状・臨床所見

SUPREME clue of vasculitis

Systemic involvement ────全身性の症状
Unknown origin fever ────不明熱
Palpable purpura ────触知可能な紫斑
Renal involvement ────腎機能障害
Eosinophilia ────好酸球増多症
Mononeuritis multiplex ────多発単神経炎
Embolic symptoms ────塞栓症状

Pivot & Cluster

血管炎の cluster

VASCULITIS PHARM

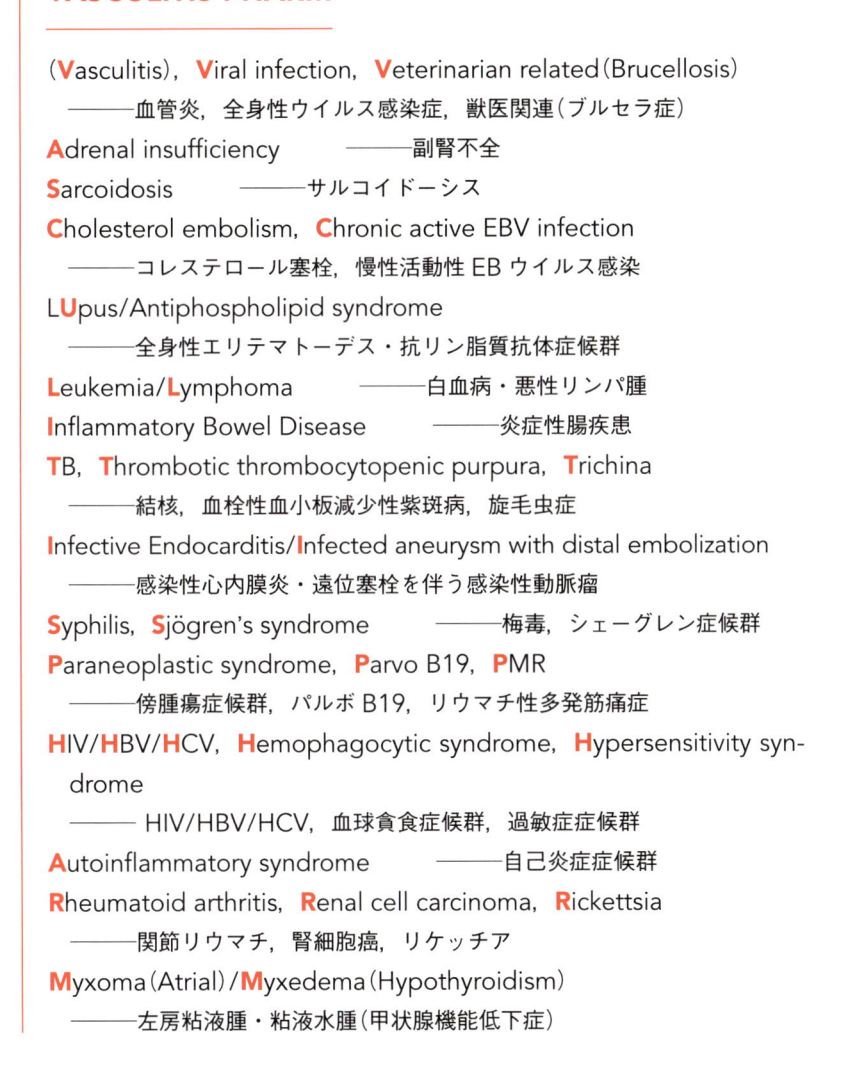

(**V**asculitis), **V**iral infection, **V**eterinarian related (Brucellosis)
　　───血管炎，全身性ウイルス感染症，獣医関連（ブルセラ症）
Adrenal insufficiency　　───副腎不全
Sarcoidosis　　───サルコイドーシス
Cholesterol embolism, **C**hronic active EBV infection
　　───コレステロール塞栓，慢性活動性 EB ウイルス感染
L**U**pus/Antiphospholipid syndrome
　　───全性エリテマトーデス・抗リン脂質抗体症候群
Leukemia/**L**ymphoma　　───白血病・悪性リンパ腫
Inflammatory Bowel Disease　　───炎症性腸疾患
TB, **T**hrombotic thrombocytopenic purpura, **T**richina
　　───結核，血栓性血小板減少性紫斑病，旋毛虫症
Infective Endocarditis/**I**nfected aneurysm with distal embolization
　　───感染性心内膜炎・遠位塞栓を伴う感染性動脈瘤
Syphilis, **S**jögren's syndrome　　───梅毒，シェーグレン症候群
Paraneoplastic syndrome, **P**arvo B19, **P**MR
　　───傍腫瘍症候群，パルボ B19，リウマチ性多発筋痛症
HIV/**H**BV/**H**CV, **H**emophagocytic syndrome, **H**ypersensitivity syndrome
　　───HIV/HBV/HCV，血球貪食症候群，過敏症症候群
Autoinflammatory syndrome　　───自己炎症症候群
Rheumatoid arthritis, **R**enal cell carcinoma, **R**ickettsia
　　───関節リウマチ，腎細胞癌，リケッチア
Myxoma (Atrial)/**M**yxedema (Hypothyroidism)
　　───左房粘液腫・粘液水腫（甲状腺機能低下症）

Pearl

Vasculitis の cluster 以外で汎用性の高い鑑別群に，止血凝固異常や輸血関連の病態を含む血液疾患がある．原因不明の全身症状を一挙に説明できることがある．

Key Mesh　骨痛

Severe BONE Pain

Sickle cell crisis, **S**teroids, **S**yphilis
　　──鎌型赤血球症，ステロイド，梅毒

Blood malignancy
　　──血液悪性腫瘍（急性骨髄性白血病，多発性骨髄腫など）

Osteoporosis, **O**steomyelitis, **O**steodysplasty, **O**steomalacia
　　──骨粗鬆症，骨髄炎，骨異形成症，骨軟化症

Neoplasm（Metastasis）　　──悪性新生物（転移）

Electrophoresis（Multiple myeloma）
　　──免疫電気泳動（多発性骨髄腫）

PMR, **P**aget, **P**arathyroid hormone
　　──PMR の cluster（表9，62頁），パジェット病，副甲状腺ホルモン

＊PMR：Polymyalgia Rheumatica　リウマチ性多発筋痛症

Diagnostic point　多発性骨髄腫の症状であるもの・ないもの

ABC，no FOBT

Anemia 70%　貧血

Bone pain（Lytic）60%　骨痛

Cr/**C**a elevation 50%　血清クレアチニン上昇，血清カルシウム上昇

FOBT [**F**ever, **O**rganomegaly, **B**last activation (Scintigraphy neg, ALP neg), **T**ingling] <5%　熱，臓器肥大（肝，脾腫），骨芽細胞活性化（シンチグラフィ陰性，ALP 陰性），しびれ感

Diagnostic Point

多発性骨髄腫の bone survey に骨シンチや ALP は使えない．骨溶解の病態である．

Pearl

多発性骨髄腫の死因は感染と腎不全である．

Key Mesh 癌患者の疼痛で鑑別すべきもの

The Very Bad Cancer Pain

Thrombophlebitis, **T**rauma ──── 血栓性静脈炎，外傷
Varicella Zoster Virus ──── 帯状疱疹
Bone Fracture ──── 骨折
Cellulitis ──── 蜂窩織炎
Perforation, **P**ostoperative pain ──── 消化管の穿孔，術後疼痛

検査

Vertical
Tracing

大血球症

ALCOHOL Macro

Alcohol ────アルコール
Liver ────肝臓
CObalamin deficiency ────ビタミン B_{12} 欠乏
Hypothyroid ────甲状腺機能低下
f**O**late deficiency ────葉酸欠乏
Lab error ────検査エラー
MDS, **M**edication (Imatinib, Methotrexate, Zidovudine, etc)
────MDS, 薬剤(イマチニブ, メトトレキサート, ジドブジンなど)

Diagnostic point

　末梢血スメアを見る意義は特に大血球症で大きい．その迅速性と，ビタミン B_{12} 検査特性による見かけ上の正常値に左右されない所見，そして血球形態からの鑑別が得られるからである．特にビタミン B_{12}・葉酸欠乏では白血球過分葉や楕円形の大血球を認め，これは肝疾患やアルコール多飲，MDS との鑑別になる．重度であれば破砕赤血球を伴う多形赤血球を呈する．

Vertical Tracing: VB₁₂, 葉酸欠乏

MMA（Methyl malonic acid）

Malabsorption ——— 吸収不良（外因，内因）
Medication induced ——— 薬剤性
Abnormal balance ——— 摂取不足，相対的不足（腫瘍など）

Pearl

説明のつかない感覚異常はビタミン B_{12} 欠乏，葉酸欠乏を疑う．貧血も感覚異常もなく，大赤血球や白血球の過分葉だけの所見のときもある．

Pearl

ビタミン B_{12}，葉酸の値のみならず，より特異度の高いメチルマロン酸（MMA）やホモシステインさえもたった一度の入院食で正常化してしまう．疑えば入院直前に採血を．

Pearl

ビタミン B_{12} 欠乏と葉酸欠乏を臨床的に鑑別するのは困難だが，MMA 上昇がより前者，ホモシステイン上昇がより後者に関連がある．

Vertical Tracing

血小板減少

血小板減少 ＝ ↓（Production）－ ↑（Intravascular loss）

"Production IN BM（Bone marrow）"
Infection：Viral　感染：ウイルス性*

Nutrition：Fe, Vit B₁₂, Folate, EtOH
　　　　栄養：鉄，ビタミンB₁₂，葉酸，アルコール
BM：Impairment（Drugs，Hematology）
　　　　Invasion（Malignancy，Granuloma）
　　骨髄：抑制/機能低下（薬剤，血液疾患）
　　　　浸潤（悪性腫瘍，肉芽腫）

"MISsing Platelet"
MAHA*：TTP / HUS の cluster*

Immune：ITP*, Drug (incl. HIT*), Sepsis, SLE
　　　　ITP，薬剤（含 HIT），敗血症，全身性エリテマトーデス

Splenomegaly 脾腫**を起こす疾患（下記）

*ウイルス性：風疹，ムンプス，EB，帯状疱疹，HIV，パルボウイルスなど
*MAHA：Microangiopathic hemolytic anemia　微小血管症性溶血性貧血
*ITP：Idiopathic thrombocytopenic purpura　特発性血小板減少性紫斑病
*HIT：Heparin induced thrombocytopenia　ヘパリン誘発性血小板減少症

Diagnostic point

　血小板減少は産生（production）が減るか，血管内ロス（intravascular loss）が増えるかで考える．
　このように，数値異常の鑑別は初等演算（足し算，引き算，掛け算など）に置き換えて整理する方法も有用である．

Pivot & Cluster

*TTP/HUS の cluster
　DIC，妊娠関連，薬剤（サイクロスポリン，ゲムシタビンなど），血管炎の cluster（別項参照），悪性高血圧，強皮症腎クリーゼ，ムチン産生性腺癌，大量出血（血腫）・胸水，肝不全，プロテイン C/S 欠損，高ホモシスチン血症

Vertical Tracing

** 脾腫を起こす疾患

Portal Hyper Inflation

Portal hypertension ────門脈圧亢進症
Hematology
　────血液疾患（白血病，リンパ腫，骨髄増殖性疾患，溶血性貧血など）
Inflammation ────炎症性疾患
　Infection：Viral，Bacterial，Parasite
　　────感染症：ウイルス（デング，伝染性単核球症，HIV），細菌（腸チフス，レプトスピラ），寄生虫（マラリア）
　Immune：SLE，AOSD ────免疫：SLE，成人スティル病
　Infiltrative ────浸潤性疾患（アミロイドーシス，ヘモクロマトーシス，サルコイドーシス，癌転移など）

Vertical Tracing

代謝性アシドーシス：Anion Gap 上昇型

MAC* LUCK（Rhyme）（Rhyme: リズムで覚える）

***MAC**：Metabolic Acidosis ────代謝性アシドーシス
Lactic acidosis ────乳酸アシドーシス
Uremic acidosis ────尿毒症性アシドーシス
Chemicals** ────化学物質
Ketoacidosis ────ケトアシドーシス

** Chemical：**EM ASAP!** （救急，急いで！）
Ethyleneglycol ────エチレングリコール
Methylalcohol ────メチルアルコール
Acetaminophen ────アセトアミノフェン
Salicylates ────アセチルサリチル酸

Alcohol ──── アルコール
Paraldehyde, **P**ropyleneglycol
　　──── パラアルデヒド，プロピレングリコール

Vertical Tracing 　 **代謝性アシドーシス：Anion Gap 非上昇型**

*MAC NAG*get Poo Pee D（Rhyme）（Rhyme：リズムで覚える）

***MAC**：Metabolic Acidosis ──── 代謝性アシドーシス
NAG*：Non-Anion Gap elevation ──── 非アニオンギャップ上昇
Poo：Diarrhea, Pancreatic fistula ──── 下痢，膵液瘻
Pee：Early renal failure, RTA, Urethral diversion
　　──── 尿（腎不全早期，尿細管性アシドーシス，尿路変更）
Drug（Acetazolamide, Bicarbonate free IV, Cholestyramine, Sevelamer, Toluene）
　　──── 薬剤（アセタゾラミド，重炭酸フリーの輸液，コレスチラミン，セベラマー，トルエン）

Vertical Tracing 　 **高カリウム血症**

May Be RAAS* DRUG

***RAAS**：Renin-Angiotensin-Aldosterone-System　レニン-アンジオテンシン-アルドステロン系
Mg ──── マグネシウム
Beta blocker, **B**reakdown of cells ──── βブロッカー，細胞破壊
RAA inhibitor ──── レニン-アンジオテンシン-アルドステロン抑制剤
Acidosis ──── アシドーシス
Adrenal insufficiency, **A**ldosterone deficiency

───副腎不全，アルドステロン欠乏
Sulfamethoxazole/Trimethoprim ───ST合剤
Digitalis toxicity ───ジギタリス中毒
RTA type 4 ───尿細管性アシドーシス4型
Ureterojejunostomy ───尿管空腸瘻
Glucose（DKA/HHS）
───高血糖（糖尿病性ケトアシドーシス・高浸透圧性高血糖）

Key Mesh 代謝性アルカローシス

High Side Bicarbonate Concentration

Hypercapnic alkalosis（Acute hyperventilation in chronic respiratory acidosis）
───慢性呼吸性アシドーシスの急過換気後
Shift（hypokalemia）
───Hイオンの（低カリウム血症による）細胞内シフト→低カリウム血症の疾患
Bicarbonate
───炭酸の上昇（HCO_3含有物の摂取：重炭酸，Ca製剤など）
Contraction alkalosis
───濃縮性アルカローシス（消化管（嘔吐・下痢）または尿（Loop/Thiazide利尿薬，Bartter/Gitelman症候群））

Diagnostic Point

- Contraction alkalosisは細胞外液喪失により腎血流が低下，レニン-アルドステロン-アンジオテンシン系が賦活化され，結果的にHCO_3再吸収が亢進することがベースになっている．生理食塩水投与に反応するので，クロール反応性代謝性アルカローシスと呼ばれる．鑑別には尿のクロール（Cl）が20以下であることが役に立つ．
- 代謝性アルカローシスで著明な高血圧を見たら，アルドステロン症を考慮する．

Pearl

代謝性アルカローシスは 2 つ以上の原因が重なることもよくある（アルコール性肝硬変患者の利尿薬使用など）．また，1 つの原因が複数の機序をもつことも多い〔例えば利尿薬や嘔吐・下痢では，濃縮性の機序と H イオンの尿中または便中喪失による機序，また古典的原発性アルドステロン症では（アルドステロンの遠位尿細管直接作用による）H イオンの尿中排泄の機序と，低 K による H イオンの細胞内シフト（による尿細管への H 排出，それに伴う HCO_3 の再吸収）の機序など〕．

Vertical Tracing | **低カリウム血症**

1) In（↓摂取）
2) Shift（細胞内シフト）：
   濃縮性，自律神経（β刺激薬，インスリン，甲状腺中毒），↑ビタミンB_{12}/葉酸*，低体温）
   　　　　* 造血の際の細胞内へのシフトによる．
3) Out（↑排出）：
   ⅰ）腎排泄（尿 K＞15 mEq/L*，TTKG＞5）
   　・高血圧あり→一・二次性/偽性アルドステロン症
   　・高血圧なし→利尿薬，Mg，Bartter/Gitelman 症候群，1・2 型尿細管アシドーシス
   ⅱ）消化管排泄（尿 K＜15 mEq/L，TTKG＜5）：嘔吐・下痢

* 腎性 vs 腎外性 K 喪失の閾値「15」：K の文字を崩すと 15 っぽくなる．（覚え方）

Diagnostic Point

- 多くの電解質異常の原因は「In」，「Shift」，「Out」の 3 つで分類できる．
- 代謝性アシドーシスで記載したように，1 つの原因が複数の機序をもつこともある．

別の整理法は以下（語呂合わせを用いた方法）
A BIT K BY BLADDER：A が上記の 1），BY までが 2），そのあとは 3）
Appetite loss　　　──食欲低下

Beta stimulant ──── β刺激薬
Insulin ──── インスリン
Low **T**emperature ──── 低体温
K(C)ontraction alkalosis ──── 濃縮性アルカローシス
B 12 ──── ビタミン B_{12} 欠乏
th**Y**rotoxicosis ──── 甲状腺中毒
Bartter/Gitelman ──── Bartter/Gitelman 症候群
Laxative, **L**icorice, **L**iddle ──── 緩下剤, リコリス, Liddle 症候群
Aldosteronism ──── アルドステロン症
Diuretics ──── 利尿薬
Diarrhea ──── 下痢
Emesis ──── 嘔吐
RTA ──── 尿細管性アシドーシス

整理のポイント　低カリウム血症

　上記は低Kの鑑別を病態生理からシンプルに整理したもの, 低Kの具体的な鑑別疾患を網羅したもの, の2つの整理法を紹介している. どのような形で整理すると最も想起しやすいか, または現場で使いやすいかは個人の感覚により違うだろう. そのため鑑別疾患を整理する時点で, 各人でそれぞれ最も使用しやすい切り口を採用するのがよい.

Diagnostic point

- Bartter：Loop 利尿薬的機序；Gitelman：Thiazide 利尿薬的機序
- Liddle 症候群："**Distal ReNaL**"：**Distal** tubular **Re**uptake of **Na** in **L**iddle
  Liddle 症候群：遠位尿細管での Na 再吸収

Pearl

臨床的によく出会う低Kに慢性アルコール使用があるが, 経口摂取低下, 下痢, 低体温の複合要素が強い. Na, K, Mg, P, 水溶性ビタミン, 亜鉛, セレンなど多くのビタミン・ミネラルの欠乏が多く, そのため症状も複合的で影絵のような病態を呈する.

Vertical Tracing

LFT（AST，ALT）＞1,000 U/L を示すもの

LFT　*LFT：Liver Function Test　肝機能検査

Liver disease：Viral (Hepatitis A/B/C/D/E virus, EBV, CMV), Autoimmune, Wilson, Hemochromatosis
　　　──肝臓由来：ウイルス性（A・B・C・D・E型肝炎ウイルス，EBウイルス，サイトメガロウイルス），自己免疫性肝炎，ウィルソン病，ヘモクロマトーシス

Flow obstruction：Bile, Blood flow (Shock liver, Right heart failure, Budd-Chiari)
　　　──血流障害：胆道系，血流（ショック肝，右心不全，Budd-Chiari症候群）

Toxin：Medication (esp. acetaminophen), other toxin (chemicals, natural toxin)
　　　──毒物：薬剤（特にアセトアミノフェン），他の毒物（化学物質，自然毒）

Diagnostic Point

- アルコール性肝障害でLFTが500を超えることは稀である．典型的にはAST：ALT比が2：1を示す．
- 溶血＋肝機能上昇は**DWI**を考える．
  DIC/TTP/HUS　播種性血管内凝固症候群・血栓性血小板減少性紫斑病・溶血性尿毒症症候群
  Wilson　ウィルソン病
  Infection (Malaria, Babesia, Bartonella, Dengue, C. perfringens)　感染（マラリア，バベシア，バルトネラ，デング，クロストリジウム・パーフリンゲンズ）

Pearl

ASTやALTの軽度の上昇（正常上限の5倍程度）は，肝障害以外でも原因は幅広く疾患非特異的で，診断の糸口にはあまり寄与しない（心筋を含む筋障害，甲状腺機能亢進，Celiac病，副腎不全や神経性食思不振など）．少なくともこの程度の数値の上昇を鑑別診断の入口にすると，大きな回り道をする可能性が高い．

Vertical **T**racing **ALP＞1,000 IU/L を示すもの（Bil 上昇を伴わない．トランスアミナーゼは上がってもよい）**

T/S Causes Very Much ALP?

〔T/S（ST 合剤）が ALP 上昇を起こしやすいという語呂〕
Tuberculosis, **T**yphoid ──── 結核，腸チフス
Sarcoidosis, **S**yphilis, **S**chistosoma
　　──── サルコイドーシス，梅毒，充血吸虫
Cirrhosis, **C**ancer（RCC） ──── 肝硬変，癌（腎細胞癌）
Vasculitis, **V**iral hepatitis ──── 血管炎，ウイルス性肝炎
Medication ──── 薬剤性
AIDS related（MAC, Crypto, CMV, Toxo, Fungal）
　　──── AIDS 関連（MAC，クリプトコッカス，サイトメガロウイルス，トキソプラズマ，真菌）
Lymphoma/EBV ──── リンパ腫・EB ウイルス
PBC ──── 原発性胆汁性肝硬変
?：Q fever ──── Q 熱

Diagnostic Point

　Bil 異常を伴わない長期の ALP の異常高値は肉芽腫性肝炎（granulomatous hepatitis）を考える．

Vertical Tracing

LDH＞1,000 IU/L を示すもの

Increased LDH

Infarction (Kidney, Myocardium) ───梗塞（腎，心臓）
Leukemia, **L**ymphomas/EBV, **L**ung (PCP, Empyema), **L**iver
　　───白血病，リンパ腫・EB ウイルス感染，肺（PCP，膿胸など）由来，肝臓由来
Destruction of RBC/Muscle ───破壊（赤血球・筋の破壊）
HIV, **H**PS (Hemophagocytic syndrome)
　　───HIV 感染症，血球貪食症候群

* PCP (Pneumocystis pneumonia)

Vertical Tracing

フェリチン＞3,000 ng/mL を示すもの

A Sensitive Marker Considering HPS

Adult Onset Still's disease ───成人スティル症
Sepsis ───敗血症
Malignant lymphoma, **M**. tuberculosis
　　───悪性リンパ腫，結核
Catastrophic anti-phospholipid syndrome
　　───劇症型抗リン脂質抗体症候群
HPS (Hemophagocytic syndrome), **H**emochromatosis
　　───血球貪食症候群，ヘモクロマトーシス

| **V**ertical **T**racing | ## ESR＞100 mm/時を示すもの |

I MaC（つまりざっくりと不明熱の鑑別と同じ）

Infection（TB，膿瘍，感染性心内膜炎，骨髄炎）
Malignancy：癌，血液悪性腫瘍（悪性リンパ腫，多発性骨髄腫）
Collagen, Vascular：膠原病，血管炎，リウマチ性多発筋痛症

Diagnostic point

亜急性甲状腺炎も著明なESR亢進を呈す．

Pearl

ESRは100 mm/時以上のときに臨床的意義が高い．それ以外は大して診断に寄与しない．

PT-INR 延長の原因

DHF* Prolonged ANTI COAGS

Diarrhea ———下痢
Heart failure(Stable, Worsened)
　———心不全(安定した心不全, 悪化した心不全)
Fever ———発熱
Psychiatric medication(SSRI) ———SSRI
Antimicrobes(antibiotics, antifungals)
　———抗微生物薬(抗菌薬, 抗真菌薬)
NSAIDs ———非ステロイド性抗炎症薬
Thyroid hormone ———甲状腺ホルモン
Influenza vaccine ———インフルエンザワクチン
Cardiovascular drugs(Amiodarone, Aspirin, Clopidogrel)
　———循環器系薬剤(塩酸アミオダロン, アスピリン, クロピドグレル)
Oncologic drugs(Tamoxifen, 5FU)
　———抗癌剤(タモキシフェン, 5FU)
Allopurinol, **A**cetaminophen
　———アロプリノール, アセトアミノフェン
GI meds(PPI, H_2 blocker)
　———消化管薬剤(特にプロトンポンプ阻害薬, H_2 ブロッカー)
Steroids ———ステロイド

* DHF : Diastolic heart failure(拡張型心不全)

頻用 cluster

Pivot & Cluster 　**感冒症状の Killer（致命的な）疾患 cluster**

ADREnAL Failure

- **A**drenal insufficiency ──── 副腎不全
- **D**KA ──── 糖尿病性ケトアシドーシス
- **R**PGN ──── 急速進行性糸球体腎炎
- **En**docarditis ──── 心内膜炎
- **A**vian flu ──── 鳥インフルエンザ
- **L**eukemia ──── 急性白血病
- **F**ulminant myocarditis/Hepatitis ──── 激症型心筋炎・肝炎

Pivot & Cluster 　**脳梗塞の cluster**

May Be Some Different Cranial Problem

- **M**S, **M**ass lesion ──── 多発性硬化症，腫瘤性病変（脳腫瘍・膿瘍）
- **B**S ──── 血糖
- **S**eizure（Todd's）──── Todd の麻痺
- **D**ural thrombosis ──── 硬膜静脈洞血栓

Conversion disorder ──── 転換性障害
Periodic paralysis ──── 周期性四肢麻痺

＊ 上記は脳梗塞を pivot とした cluster である．一方，脳梗塞の原因となる Vertical Tracing として動脈硬化や心房細動のほかに血管炎 cluster（41，221頁），migrainous stroke，凝固異常，内頸動脈解離，卵円孔開存などがあり，特に若年性の脳梗塞ではこれらの鑑別にも注意する必要がある．

Pearl
"高齢者の片頭痛"は，他の疾患を考えよ．

Pivot & Cluster 肝性脳症（Hepatic encephalopathy；HE）の cluster（意識障害・変容）

Altered Mental Status IN Hepatic encephalopathy

Alcohol related ──── アルコール関連（中毒，離脱）
Medication related（Substance abuse） ──── 服薬関連（薬物乱用）
Sepsis ──── 敗血症
Intracranial hemorrhage ──── 頭蓋内出血
Nutritional ──── 栄養障害（Vit B_1，葉酸）
Hypoglycemia ──── 低血糖

Diagnostic point

　上記の肝性脳症の cluster は，意識障害・変容の患者を診察して，肝硬変などの基礎疾患があり肝性脳症だと直観したときに展開する cluster である．もちろん，上記 cluster の鑑別がどれも否定的だった場合は意識障害・変容のさらに広い鑑別の Mesh を広げる（≒ Cluster の半径を広げる）必要がある．

Pearl

繰り返すアンモニア高値の意識障害は肝硬変が原因と短絡できない．肝血流異常（肝静脈血栓症や門脈-体循環のシャント）と尿素サイクル異常は診断困難例で意外と見落とされている．

Vertical Tracing

気管支拡張症（Bronchiectasis）の原因

BRONCHIECTASIS

Bronchitis/COPD ──── 気管支炎・COPD
RA, **R**elapsing polychondritis
　　──── 関節リウマチ，再発性多発軟骨炎
Obstruction by sputum ──── 喀痰による気道閉塞
Neoplasm ──── 腫瘍
Cystic fibrosis, Young's syndrome
　　──── 嚢胞性線維症，Young 症候群
Hilar adenopathy（TB, Sarcoid）
　　──── 肺門部リンパ節腫脹（結核，サルコイドーシス）
Immunodeficiency（CVID, Agammaglobulinemia, CGD）
　　──── 免疫不全（分類不能型低ガンマグロブリン血症，無ガンマグロブリン血症，慢性肉芽腫症）
Exogenous material ──── 異物
Ciliary dysfunction ──── 線毛機能異常
Toxic fume ──── 中毒性ヒューム
ABPA, **A**lpha 1 antitrypsin deficiency
　　──── 気管支肺アスペルギルス症，α_1 アンチトリプシン欠損症
Sjögren's syndrome ──── シェーグレン症候群
Infection（Recurrent aspiration, Viral, Bacterial, Mycobacterial, Histo）
　　──── 感染（反復性誤嚥，ウイルス性，細菌性，マイコバクテリウム，ヒストプラズマ症
Smoking ──── 喫煙

整理のポイント　気管支拡張症

　BRONCHIECTASIS は気管支拡張症の原因となるような病態・病因を語呂合わせで整理したものである．気管支拡張症（bronchiectasis）の文字がそのまま語呂になっている．これは各疾患の名称の頭文字を並べたものではあるが，頭文字がそのまま病名になっていることから覚えやすさ，思い出しやすさに優れた語呂である．

Vertical Tracing　特発性間質性肺炎（Idiopathic interstitial pneumonia ; IIP）

It's Non-CARDiac Lung（心原性肺ではない＝心原性を除外するという意味）

- **I**PF ──── 特発性肺線維症
- **N**onspecific IP ──── 非特異性間質性肺炎
- **C**OP ──── 特発性器質化肺炎
- **A**IP ──── 急性間質性肺炎
- **R**B-ILD ──── 呼吸細気管支炎関連性間質性肺疾患
- **D**IP ──── 剥離性間質性肺炎
- **L**IP ──── リンパ球性間質性肺炎

Vertical Tracing

非心原性急性肺水腫（Flash pulmonary edema）の原因

NO CVS Related Acute Flash Pulmonary Edema

Neurogenic ─── 神経原性
Opiates ─── オピオイド使用
Cardiogenic（→下記「急性左心不全の原因」参照）
Viral pneumonia ─── ウイルス性肺炎
Salicylate ─── サリチル酸
Reperfusion, **Re**expansion
　　　─── 肺動脈閉塞解除後の再灌流，気胸の再膨張後
Altitude ─── 高地
Fume inhalation ─── ヒューム吸入
Pulmonary veno occlusive disease ─── 肺静脈閉塞症
Emboli（Pulmonary embolism） ─── 肺塞栓症

Pivot & Cluster

急性非代償性左心不全（ADHF：Acute decompensated heart failure）の原因

ADHF Tx IS Oxygen, Diuresis, Medications

Arrhythmia, **A**nemia ─── 不整脈，貧血
DCM（exacerbation）, **D**iet ─── 拡張型心筋症（増悪），食生活
Hypertension ─── 高血圧
Flow disturbance（Valvular, etc）
　　　─── 流入路・流出路障害（弁膜症含む）
Toxin, **T**hiamine
　　　─── 毒物（アルコール，コカイン，化学療法），脚気
Ischemia ─── 虚血
Stress（emotion, fever, sepsis）
　　　─── ストレス（感情，発熱，敗血症）
Overload ─── 溢水（腎不全含む）

Dyssynchrony　――心室同期障害
Medication related
　　――服薬不履行，相互作用，陰性作用薬，NSAIDs 等
　Myocarditis, Metabolic　――心筋炎，代謝性（甲状腺等）

Vertical
Tracing

拡張型心筋症（DCM）の続発性の原因（50％は特発性）

Myocarditis, IT SHOULD BE TOP cause

Myocarditis*　――心筋炎
Ischemia, **I**nfiltrative
　　――虚血，浸潤疾患（アミロイド，ヘモクロマトーシス，サルコイド）
Tachycardia　――頻脈性
Substance（Alcohol, Cocaine）　――薬物（アルコール，コカイン）
Hypertension, **H**ereditary（Glycogen storage disease, muscular dystrophy）
　　――高血圧，遺伝性（糖原病，筋ジストロフィーなど）
Obstructive sleep apnea
　　――閉塞性睡眠時無呼吸症候群
Uremia　――尿毒症
Lupus　――全身性エリテマトーデス
Diabetes　――糖尿病
B$_1$　――ビタミン B$_1$ 欠乏
Elements
　　――微量元素蓄積（ヒ素，コバルト，水銀など）または不足（セレンなど）
Therapeutics related（radiation, doxorubicin）
　　――治療関連（放射線治療，ドキソルビシン）
Oxygen free radicals　――フリーラジカル
Peripartum　――周産期

Pearl
DCMは時に慢性経過で結核のような経過をとることがある．予後は不良である．

Pearl
真実は闇の中：頻脈が原因のDCMか，DCMで頻脈になるか．

Vertical
Tracing

***心筋炎の原因**

INFECT CHAMBERS

INfection ──── 感染症
Furosemide ──── フロセミド
EtOH ──── アルコール
Collagen vascular disease ──── 膠原病
Thyrotoxicosis ──── 甲状腺中毒症
Cocaine ──── コカイン
Heavy metal ──── 重金属中毒
Antimicrobial agents ──── 抗微生物薬
Methyldopa ──── メチルドパ
Bites(Snake, Insect) ──── 咬傷(蛇，節足動物)
Eosinophilia ──── 好酸球
Radiation ──── 放射線
Sarcoidosis ──── サルコイドーシス

Vertical Tracing | 横紋筋融解の原因

HIGH CK, LDH, AST IN Myopathy

Hyperthermia/**H**ypothermia ——高体温・低体温
Infection ——感染
Glucose（DKA/HHS）
　　——血糖（糖尿病性ケトアシドーシス・高浸透圧性高血糖）
Hypoxia ——低酸素血症
Crush syndrome/Trauma ——クラッシュ症候群・外傷
Kinesis（hyper/hypo） ——過剰な運動・運動低下
Low K, Mg, P ——低K, 低Mg, 低P
Drugs/Toxin ——薬剤・中毒
Hereditary ——遺伝性
Alcohol ——アルコール性
Seizure ——痙攣
Thyroid（hyper/hypo） ——甲状腺（機能亢進・低下）
Ischemia ——筋虚血（心筋含む）
Neuroleptic malignancy syndrome ——悪性症候群
Myopathy ——筋障害

Reference & Notes

深く理解するための文献と付記

――本書で扱う概念は必ずしも多くの方に馴染みのあるものばかりでない．そこで，補足資料として参考文献と筆者の視点による解説を以下に記した．

| 戦略編 I | 基礎的診断戦略 |

認知心理学について

　認知心理学は人間の心のなかの認知過程を研究したものである．このなかで，高次認知の一つとして「判断，意思決定」の領域についての研究がある．

　意思決定とは，2つの比較すべき選択肢（選好関係，preference relation）からどちらがより好ましいかを選ぶ作業である．人間が選択を行うときは複雑な状況，限られた時間，情報量，情報処理能力をもとに判断するため，必ずしも意思決定に完全なアルゴリズムをもって対処しているわけではない．人はエラーを犯すものである．また，人間が意思を決定・選択するときにはさまざまな決断の歪み（バイアス，bias）がそのプロセスに影響する．

　臨床医学は，一人ひとりが背景の違う患者が対象ということに加えて，さまざまな交絡因子の影響を受けやすい，複雑性と不確実性に満ちた領域である．論理性や合理性だけでクリアカットに戦おうとすれば，不確実性や複雑性の底なし沼に足を取られて後悔することになるだろう．

　意思決定研究には大別して2つの側面，つまり規範的理論（normative theory）と記述的理論（descriptive theory）がある．規範的理論は合理的な意思決定についての研究，記述的理論は人が実際にどのような選択を行うかを理解することを目的とする．

　規範的理論の代表的モデルにフォン・ノイマン（von Neumann）とモルゲンシュテルン（Morgenstern）による期待効用理論（1944）がある．物事に対する望ましさ（価値）を効用（utility）と呼び，その確率（期待値）をそれぞれ掛け合わせて期待効用と呼ぶ．これをわかりやすく表現したものが決定樹（ディシジョン・ツリー，decision tree）である．

　一方，アレ（Allais）の「パラドックス」（1953）や「三囚人問題」（1950 頃）に代表されるように，実際の決断が規範的理論に反する例も指摘されている．つまり，規範的理論はあくまで規範的・行動指針となる原則ではあっても，実際の意思決定を必ずしも適切に説明していない，実証できない研究仮説といえる．

　そこで登場したのが，ダニエル・カーネマン（Daniel Kahneman）とエイモス・トゥバスキー（Amos Tuversky）らによる意思決定に関する記述的枠組み「プロスペクト理論（prospective theory）」（1979）だった［Kahneman D, Tversky A: Prospect theory: An analysis of decisions under risk. Econometrica 47: 263-291, 1979］．プロスペクト理

論では，人は決定問題を分析する結果，現在の状況における参照点（reference point）に基づいて意思決定の結果を利得か損失に分けて考えると仮定するなど，人の判断が常に経過と状況に依存していることを説明した（アレのパラドックスは「プロスペクト理論」で説明されている）．

　人間は認知に使う労力を節約するために心理的なショートカットを行い，複雑な課題をより扱いやすい単純なものへと変換する性質がある．心理学におけるヒューリスティック（heuristic）はこの心理的ショートカットを指す．言い換えると，ヒューリスティックは人が複雑な問題解決などのために何らかの意思決定を行う際，暗黙のうちに用いている簡便な解法や法則のことである．これらは経験に基づくため，経験則と同義で扱われる．必ず正解が得られるわけではないものの，少なくとも近似解までは楽観できる方法であり，判断までの時間を短縮できる．これに対比して確実な問題解決を目指す，しかし，より時間のかかる方法をアルゴリズム（algorithm，コンピュータ計算のように厳密に解を導き出す方法）と呼ぶ．
　ヒューリスティックスを用いれば判断に至る時間は早いが，必ずしもそれが正しいわけではなく，判断結果に一定の偏り（バイアス）を含んでいることが多い．ヒューリスティックの使用によって生まれている認識上の偏りを，認知バイアスと呼ぶ．

診断の思考プロセスと臨床能力の関係について

1) Graber ML, Franklin N, Gordon R: Diagnostic error in internal medicine. Arch Intern Med 2005;165:1493-1499.

二重プロセスモデルについて

2) Hamm RM: Clinical intuition and clinical analysis: Expertise and the cognitive continuum. In: Dowie J, Elstein AS(Eds). Professional Judgment: A Reader in Clinical Decision Making. Cambridge University Press, New York, 1988;pp78-105.
3) Evans JS: Dual-processing accounts of reasoning, judgment, and social cognition. Ann Rev Psychol 2008;59:255-278.
4) Stanovich KE: Who is Rational? Studies of Individual Differences in Reasoning. Lawrence Erlbaum, Mahwah, NJ, 1999;pp1-312.
5) Croskerry P: A universal model for diagnostic reasoning. Acad Med 2009;84:1022-1028.
6) Hammond KR: Coherence and correspondence theories in judgment and decision

making. In: Connolly T, Arkes HR, Hammond KR(eds). Judgment and Decision Making: An Interdisciplinary reader. 2nd ed, Cambridge University Press, New York, 1999;pp53-65.
7) Norman G: Research in clinical reasoning: Past history and current trends. Med Educ 2005;39:418-427.
8) Schwartz A, Elstein AS: Clinical reasoning in medicine. In: Higgs J, Jones MA, Loftus S, et al(eds). Clinical Reasoning in the Health Professions. 3rd ed, Elsevier, Boston, 2008;pp223-234.
9) Gigerenzer G: Gut Feelings: The Intelligence of the Unconscious. Viking Penguin, New York, 2007.
10) 志水，松本，徳田．医学界新聞 第 2965 号，2012 年 2 月 13 日．

──その他の参考文献
- Ark TK: Brooks LR, Eva KW: Giving learners the best of both worlds: do clinical teachers need to guard against teaching pattern recognition to novices? Acad Med 2006;81:405409.
- Bedia MG, Di Paolo E: Unreliable gut feelings can lead to correct decisions: the somatic marker hypothesis in non-linear decision chains. Front Psychol 2012;3:384.
- Djulbegovic B, Hozo I, Beckstead J, et al: Dual processing model of medical decision-making. BMC Med Inform Decis Mak 2012;12:94.
- Epstein S. Integration of the cognitive and the psychodynamic unconscious. Am Psychol 1994;49:709-724.
- Eva KW: The ageing physician: changes in cognitive processing and their impact on medical practice. Acad Med 2002;77(10 Suppl):S1-6.
- Hammond KR: Human judgment and social policy: irreducible uncertainty, inevitable error, unavoidable injustice. Oxford University Press, New York, 1996.
- Kulatunga-Moruzi C, Brooks LR, Norman GR: Coordination of analytic and similarity-based processing strategies and expertise in dermatological diagnosis. Teach Learn Med 2001;13:110-116.
- Marcum JA: An integrated model of clinical reasoning: dual-process theory of cognition and metacognition. J Eval Clin Pract 2012;18:954-961.
- Pelaccia T, Tardif J, Triby E, et al: An analysis of clinical reasoning through a recent and comprehensive approach: the dual-process theory. Med Educ Online 2011 Mar 14;16.
- Shimizu T, Matsumoto K, Tokuda Y: Effects of the use of differential diagnosis checklist and general de-biasing cheklist on diagnostic performance in comparison to intuitive diagnosis. Med Teach 2013;35:e1218-1229.

二重プロセスモデル（dual process theory）は診断思考領域において1970年代から言及されたのち，主に1990年代に深められた概念である．このモデルは人間が日常的に行う決断のための思考を，2つに大別している．人間が内在的にもち，無意識，自動的に出現する思考である直観的思考と，集められた情報に基づいた意識的・分析的な思考である．直観的思考は迅速であり，日常生活で最も高頻度に用いられる決断思考法である．

　一方，分析的思考は「ルールに規定されたシステム」であり，認知のための思考負荷が大きく，また直観的診断に比べてスピードが遅いとされる．ヒューリスティックの研究を通し，カーネマンは著書 "Thinking Fast and Slow"（Farrar, Straus and Giroux, New York, 2011）の中でヒューリスティックのような直観的思考が人間の判断思考の標準仕様であると考え，その迅速な思考は多くの場合，妥当な判断であることを指摘した．一方，ヒューリスティックによる思考が分析的思考とズレが生じることは，先に示したアレのパラドックスや三囚人問題の例でも明らかである．直観的思考の監視のため，また複雑で困難な問題など直観的思考では対応できないものに対しては思考の速度を落とし，より論理的，網羅的な思考で対応するということも同著で指摘されている．

　つまり，二重プロセスモデルは片方だけではなく，相補の思考を共同させて問題解決に当たることといえる．別の表現では，直観的思考と分析的思考は相互に排他的なものではなく，無意識下の直観的思考が自動的に先行し，分析的思考がその妥当性や監視を行うともいえるだろう．

直観的思考（System 1）について

11) Medin D, Schaffer MM: A context theory of classification learning. Psychol Rev 1978;85:207-238.
12) Klein G: The Power of Intuition: How to Use Your Gut Feelings to Make Better Decisions at Work. Crown Business, 2004.

――その他の参考文献
- Croskerry P: Context is everything or how could I have been that stupid? Healthcare Quarterly 2009;12:171-176.
- Hogarth RM. Educating intuition. University of Chicago Press, Chicago, IL, 2001.
- Hogarth RM: Deciding analytically or trusting your intuition? The advantages and disadvantages of analytic and intuitive thought. In: Betsch T, Haberstroh S (eds). Routines of decision making. Erlbaum, Mahwah, NJ, 2005;pp67-82.

- Neufeld VR, Norman GR, Feightner JW, et al: Clinical problem solving by medical students: a cross-sectional and longitudinal analysis. Med Educ 1981;15:315-322.
- Stolper E, Van Bokhoven M, Houben P, et al: The diagnostic role of gut feelings in general practice. A focus group study of the concept and its determinants. BMC Fam Pract 2009;18:10-17.
- Stolper E, Van Royen P, Van de Wiel M, et al: Consensus on gut feelings in general practice. BMC Fam Pract 2009;10:66.

直観的判断はコンテクスト(文脈)に依存することが指摘されている.その判断は無意識下に行われ,それは知覚されるよりも閾値が低いレベルで行われている.また直観が「虫の知らせ」あるいは「第六感」との比較で扱われているものもある.

直観的診断により正しい仮説が病歴開始から5分で考慮されれば,正しい正解にたどり着く確率は95%という報告もある.

直観的思考がバイアスの影響を受けやすいことについて

13) Eva KW: What every teacher needs to know about clinical reasoning. Med Educ 2005;39:98-106.
14) Norman G, Young M, Brooks L: Non-analytical models of clinical reasoning: the role of experience. Med Educ 2007;41:1140-1145.
15) Norman G: Dual processing and diagnostic errors. Adv Health Sci Educ Theory Pract 2009;14(Suppl 1):37-49.
16) Schmidt HG, Boshuizen HP: On acquiring expertise in medicine. Educ Psychol Rev 1993;5:1-17.
17) Schmidt HG, Norman GR, Boshuizen HP: A cognitive perspective on medical expertise: theory and implication. Acad Med 1990;65: 611-621.
18) Eva KW: The aging physician: changes in cognitive processing and their impact on medical practice. Acad Med 2002;77(Suppl 10):S1-S6.

―― その他の参考文献
- Croskerry P, Abbass AA, Albert WW: How doctors feel: affective issues in patients' safety. The Lancet 2008;272:1205-1206.
- Croskerry P, Abbass A, Wu AW: Emotional influences in patient safety. J Patient Saf 2010;6:199-205.
- Hogarth RM: On the learning of intuition. In: Plessner H, Betsch C, Betsch T(eds). Intuition in judgment and decision making. Lawrence Erlbaum Associates, New York,

2008;pp91-105.
- Kahneman D, Klein G: Conditions for intuitive expertise: a failure to disagree. Am Psychol 2009;64:515-526.
- Miller CS: Skin-deep diagnosis: affective bias and zebra retreat complicating the diagnosis of systemic sclerosis. Am J Med Sci 2013;345:53-56.
- Norman G: Non-cognitive factors in health sciences education: from the clinic floor to the cutting room floor. Adv Health Sci Educ 2010;15:1-8.

直観的思考が分析的思考に比べ，数々の認知バイアスに加え，コンテクストや思考者(医療者)の感情，患者に対する(肯定的または否定的な)感情などにより影響されやすいことが指摘されている．Hogarth の論文での「人々の感情により伝えられる情報はデータの一部として重視されるべきだ．そのことに気づかないといけない」という意見は，感情的知性(emotional intelligence；EQ)を意識している点で興味深い．

e-diagnosis と鑑別診断の効率化について

19) Tokuda Y, Aoki M, Kandpal SB, et al: Caught in the web: e-diagnosis. J Hosp Med 2009;4:262-266.

診断プロセスの理解と応用がエラーの削減と患者ケアの改善につながるとする報告

20) Bowen JL: Educational strategies to promote clinical diagnostic reasoning. N Engl J Med 2006;355:2217-2225.
21) Dhaliwal G: Clinical decision-making: Understanding how clinicians make a diagnosis. In: Saint S, Drazen JM, Solomon CG, (eds). New England Journal of Medicine: Clinical Problem Solving. McGraw-Hill, New York, 2006;pp19-29.

認知エラーについて

22) Gandhi TK, Kachalia A, Thomas EJ, et al: Missed and delayed diagnoses in the ambulatory setting: a study of closed malpractice claims. Ann Intern Med 2006;145:488-496.
23) Kahnemann D, Slovic P, Tversky A: Judgment Under Uncertainty: Heuristics and Biases. Cambridge University Press, New York, NY, 1982;pp1-544.

仮説診断について

24) Newell A, Simon HA: Human Problem Solving. Prentice-Hall, Englewood Cliffs, NJ, 1972.
25) Einhorn HJ, Hogarth RM: Behavioral decision theory: Processes of judgment and choice. Annu Rev Psychol 1981;32:53-88.
26) Keren G: On the importance of identifying the correct "problem space." Cognition 1984;16:121-128.

診断の解像度について

27) Kassirer JP, Gorry GA: Clinical problem solving: A behavioral analysis. Ann Intern Med 1978;89:245-255.
28) Elstein AS, Schwarz A: Clinical problem solving and diagnostic decision making: selective review of the cognitive literature. BMJ 2002;324:729-732.

――その他の参考文献
- Charlin B, Tardif J, Boshuizen HP: Scripts and medical diagnostic knowledge: theory and applications for clinical reasoning instruction and research. Acad Med 2000;75:182-189.

戦略眼について

29) Carl Von Clausewitz: On War. BN Publishing, 2007.
30) Antoine Henri De Jomini: The Art of War. Arc Manor; Reformatted edition, 2006.
31) Lawrence TE: Seven Pillars of Wisdom: A Triumph: The complete 1922 Text. Wilder Publications, 2011.

察知力について

参考文献
- 孫子：兵法．講談社，1997.
- 宮本武蔵：五輪書．講談社インターナショナル，2009.

バイアスと診断エラーについて

32) Croskerry P: The importance of cognitive errors in diagnosis and strategies to minimize them. Acad Med 2003;78:775-780.
33) Mamede S, Schmidt HG, Rikers R: Diagnostic errors and reflective practice in medicine. J Eval Clin Pract 2007;13:138-145.
34) Redelmeier DA: The cognitive psychology of missed diagnoses. Ann Intern Med 2005;142:115-120.
35) McNutt R, Abrams R, Hasler S: Diagnosing diagnostic mistakes: case and commentary. Emergency medicine, spotlight case. May 2005. Agency for Healthcare Research and Quality(http://www.webmm.ahrq.gov/case.aspx?caseID=95.)
36) Croskerry P: Achieving quality in clinical decision making: cognitive strategies and detection of bias. Acad Emerg Med 2002;9:1184-1204.
37) Berner ES, Graber ML: Overconfidence as a cause of diagnostic error in medicine. Am J Med 2008;121(Suppl):2-33.
38) Kahneman D: A perspective on judgment and choice: mapping bounded rationality. Am Psychol 2003;58:697-720.
39) Kahnemann D, Tversky A: Choices, values, frames. Am J Psychol 1984;39:341-350.
40) Croskerry P: The cognitive imperative: thinking about how we think. Acad Emerg Med 2000;7:1223-1231.
41) Croskerry P: Cognitive forcing strategies in clinical decision making. Ann Emerg Med 2003;41:110-119.
42) Klein JG: Five pitfalls in decisions about diagnosis and prescribing. BMJ 2005;330 (7494):781-783.
43) Poses RM, Anthony M: Availability, wishful thinking, and physicians' diagnostic judgments for patients, with suspected bacteremia. Med Decis Making 1991;11:159-168.
44) Brezis M, Halpern-Reichert D, Schwaber MJ: Mass media-induced availability bias in the clinical suspicion of West Nile fever. Ann Intern Med 2004;140:234-235.
45) Heath L, Acklin M, Wiley K: Cognitive heuristics and AIDS risk assessment among physicians. J Appl Soc Psychol 1991;21:1859-1867.
46) Peay MY, Peay ER: The evaluation of medical symptoms by patients and doctors. J Behav Med 1998;21:57-81.
47) Morewedge CK, Kahneman D: Associative processes in intuitive judgment. Trends Cogn Sci 2010;14:435-440.

――その他の参考文献
- Croskerry P: From mindless to mindful practice―cognitive bias and clinical decision making. N Engl J Med 2013;368:2445-2448.

バイアスを回避する方法（debiasing）について

48) Mamede S, Schmidt HG, Rikers RM, et al: Influence of perceived difficulty of cases on physicians' diagnostic reasoning. Acad Med 2008;83:1210-1216.
49) Schiff GD: Minimizing diagnostic error: the importance of follow-up and feedback. Am J Med 2008;121(Suppl 5):S38-S42.
50) Singh H, Thomas EJ, Khan MM, et al: Identifying diagnostic errors in primary care using an electronic screening algorithm. Arch Intern Med 2007;167:302-308.
51) Mamede S: Effect of availability bias and reflective reasoning on diagnostic accuracy among internal medicine residents. JAMA 2010;304:1198-1203.
52) Mamede S, Schmidt HG, Penaforte JC: Effects of reflective practice on the accuracy of medical diagnoses. Med Educ 2008;42:468-475.
53) Mamede S, Schmidt HG: The structure of reflective practice in medicine. Med Educ 2004;38:1302-1308.
54) Mamede S, Schmidt HG, Rikers RM, et al: Breaking down automaticity: case ambiguity and the shift to reflective approaches in clinical reasoning. Med Educ 2007;41:1185-1192.
55) Mamede S, Schmidt HG: Correlates of reflective practice in medicine. Adv Health Sci Educ Theory Pract 2005;10:327-337.
56) Croskerry P: The feedback sanction. Acad Emerg Med 2000;7:1232-1238.
57) Ely JW, Graber ML, Croskerry P: Checklists to reduce diagnostic errors. Acad Med 2011;86:307-313.
58) Graber ML: Educational strategies to reduce diagnostic error: can you teach this stuff? Adv Health Sci Educ Theory Pract 2009;14(Suppl 1):63-69.

―― その他の参考文献

- Graber ML, Kissam S, Payne VL, et al: Cognitive interventions to reduce diagnostic error: a narrative review. BMJ Qual Saf 2012;21:535-557.
- Klein G: Naturalistic decision making. Hum Factors 2008;50:456-460.
- Sherbino J, Yip S, Dore KL, et al: The effectiveness of cognitive forcing strategies to decrease diagnostic error: an exploratory study. Teach Learn Med 2011;23:78-84.
- Singh H, Giardina TD, Petersen LA, et al: Exploring situational awareness in diagnostic errors in primary care. BMJ Qual Saf 2012;21:30-38.
- Weaver SJ, Newman-Toker DE, Rosen MA: Reducing cognitive skill decay and diagnostic error: theory-based practices for continuing education in health care. J Contin Educ Health Prof 2012;32:269-278.

メタ認知について

59) Metcalfe J & Shimamura, AP: Metacognition: knowing about knowing. MIT Press, Cambridge, MA, 1994.

Pearl のメッセージ性について

60) Mangulkar, et al: What is the role of the clinical "pearl"? Am J Med 2002;113:617-624.

食事と判断力の関係について

61) Danziger S, Levav J, and Avnaim-Pesso: Extraneous Factors in Judicial Decisions. PNAS 2011;108:6889-6892.

脳が瞬時に理解できる数の限界について

62) Miller GA: The magical number seven, plus or minus two: some limits on our capacity for processing information. 1956. Psychol Rev 1994;101:343-352.

論理的・分析的プロセスについて

- Bargh JA, Chartrand TL: The unbearable automaticity of being. Am Psychol 1999;54:462-479.
- Croskerry P: Critical thinking and reasoning in emergency medicine. In: Croskerry P, Cosby KS, Schenkel SM, et al(eds). Patient safety in emergency medicine. Lippincott Williams & Wilkins, Philadelphia, PA, 2008;pp213-218.
- Moulton CA, Regehr G, Mylopoulos M, et al: Slowing down when you should: a new model of expert judgment. Acad Med 2007;82:109-116.

分析的思考が威力を発揮することが多いのは，患者の病態が時間コストのかかる分析的思考を許すとき（いわゆる臨床的に治療・介入を"待てる"とき），複雑な問題のとき，不明瞭な問題のときなどであるといわれる．逆にいえば，時間がないとき，確実性の高いルーチンの問題のときなどは直観的思考で事足りることが多い．

| 戦略編II | 新しい診断戦略 |

ラテラル・アプローチ（System 3）について

63) Shimizu T, Tokuda Y: System 3 diagnostic process: the lateral approach. Int J Gen Med 2012:5;873-874.

——その他の参考文献
- De Bono, Edward: Serious creativity: using the power of lateral thinking to create new ideas. Harper Business, 1972

ピボット・クラスター戦略（PCS）について

64) Shimizu T, Tokuda Y: Pivot and Cluster Strategy(PCS): a preventive measure of diagnostic errors. Int J Gen Med 2012;5:917-921.

| 戦略編IV | 現場における診断学教育 |

診断思考教育の重要性について

- Audétat MC, Laurin S: Supervision of clinical reasoning: methods and a tool to support and promote clinicalreasoning. Can Fam Physician 2010;56:e127-129, 294-296.
- Barrows HS, Tamblyn RM: Problem-based learning. An approach to medical education. Springer, New York, 1980.
- Chamberland M: Using research findings to improve our teaching and learning activities on clinical reasoning. Ped Med 2005;6:197-199.
- Fleming A, Cutrer W, Reimschisel T, et al: You too can teach clinical reasoning! Pediatrics 2012;130:795-797.
- Hendricson WD, Andrieu SC, Chadwick DG, et al: Educational strategies associated with development of problem-solving, critical thinking, and selfdirected learning. J Dent Educ 2006;70:925-936.
- Ilgen JS, Bowen JL, Yarris LM, et al: Adjusting our lens: can developmental differences in diagnostic reasoning be harnessed to improve health professional and trainee assessment? Acad Emerg Med 2011;18 Suppl 2:S 79-86.

- Kassirer JP: Teaching problem-solving—how are we doing? N Engl J Med 1995; 332:1507-1509.
- Kassirer JP: Teaching clinical reasoning: case-based and coached. Acad Med 2010;85:1118-1124.
- Mandin H, Jones A, Woloschuk W, et al: Helping students learn to think like experts when solving clinical problems. Acad Med 1997;72:173-179.
- Trowbridge RL: Twelve tips for teaching avoidance of diagnostic errors. Med Teach 2008;30:496-500.
- Vanpee D, Frenay M, Godin V, et al: What can bring the authentic situated learning and teaching theoretical framework to optimize the education quality of clinical clerkships? Ped Med 2010;10:253-266.

臨床診断思考などの教育は現時点で多くの時間が割かれていない．診断思考の重要性は臨床教育者からは重々承知されているものの，洋の東西を問わず医学部では系統立った教育がなされていない．二重プロセスモデルはじめ，直観的診断の訓練にも時間が割かれるべきである，というのが専門家のあいだでも多い意見である．ベッドサイドティーチングこそが診断思考の訓練・教育の場として適切であるという文献もあり，筆者も同感である．

フィードバックの重要性について

- Bowen J: Medical education: educational strategies to promote clinical diagnostic reasoning. N Engl J Med 2006;355:2217-2225.
- Gruppen LD, Frohna AZ: Clinical reasoning. In: Norman GR, van der Vleuten CP, Newble DI(eds). International handbook of research in medical education. Kluwer Academic, Boston, MA, 2002;pp205-230.
- Lajoie S: Transitions and trajectories for studies of expertise. Educ Res 2003;32:21-25.
- Sefton A, Gordon J, Field M: Teaching clinical reasoning to medical students. In: Higgs J, Jones MA, Loftus S, et al(eds). Clinical reasoning in the health professions. 3rd ed, Elsevier, Edinburgh, 2008;pp469-478.

診断思考の訓練には教育者からの迅速で適切なフィードバックが必要で，その場での即時的なエラーの指摘と議論が思考能力を鍛える．フィードバックは問題解決における直観力の養成にも効果があるといえる．

診断学教育のタイミングについて

- Ryan S, Higgs J: Teaching and learning clinical reasoning. In: Higgs J, Jones MA, Loftus S, et al（eds）. Clinical reasoning in the health professions. 3rd ed. Elsevier, Edinburgh, 2008;pp379-388.
- Sanson-Fisher RW, Rolfe IE, Williams N: Competency based teaching: the need for a new approach to teaching clinical skills in the undergraduate medical education course. Med Teach 2005;27:29-36.

診断学教育を医学部教育のどのタイミングで入れるかということは意見が分かれている．

謝辞
Acknowledegment

　筆者が日々現場で研修医たちと診療を続けるなか，診断についての考察や概念を言語化して再現性をもたせたいという発想が本書の執筆につながりました．本書で書かれている概念は断りがないものはすべてオリジナルであり，それぞれは日々出会う臨床経験がもとになっています．しかし，時には数多くの先人たちの言葉や，医療に直接関連しない身近な問題や出来事の洞察もアイディアのヒントになりました．そんななか，私を取り巻くさまざまな人のつながりがこの執筆を支えてくれたことは言うまでもありません．

　まず，私が今までに出会ったすべての患者とそのご家族様に感謝申し上げます．医師は患者から学ぶ，そのことがすべてだと実感しています．この本は明日の医療がさらに良くなるように，その一点の目的のために書きました．

　私の教育プロジェクト TdP (Teaching delivery Project) を通して日本，米国，英国，カザフスタンで出会った世界各国の後輩たち，医学生や研修医たちにお礼を申し上げます．この本を執筆しようと思い立ったのはまず彼らのためであり，どの項目を書くときも，彼らが本書を読んで目を輝かせるかどうかを意識して書きました．彼らなくしてこの本の完成はなかったと思います．これから先も陸続と現れる生徒たち，そしてその後輩たちを少し上の学年の皆さんが育てていくという教育の連鎖を想像するかぎり，これからも生涯を通し教育という旗を掲げ続けていく決意が新たに漲ります．
　この本を完成させるうえで，私のキャリアを応援してくださった先生方に深く御礼申し上げます．まず，私が内科医を目指すきっかけとなり，いつも自分の最も重要な転換期を見守ってくださる私の師匠，感染症内科医の青木眞先生．場所を問わず，陰日向に臨床・研究・教育すべての面において絶え間なくインスピレーションを共有し

てくださる私の良き兄貴分，総合内科医で筑波大学附属病院水戸地域医療教育センター教授の徳田安春先生．自分が内科チーフレジデント時代に総合内科の醍醐味とベッドサイドで戦う力・ベッドサイド教育の素晴らしさを教えてくださった大阪・市立堺病院総合内科部長の藤本卓司先生．米国における私の大切な臨床の父，私の超えなければならない目標であり，患者との対話の重要性，臨床の奥深さをいつも身近で感じさせてくださる米カリフォルニア大学サンフランシスコ校内科教授の Lawrence M. Tierney Jr. 先生，そしてその兄弟子であり私の良き相談相手でもある Gurpreet Dhaliwal 先生．私の身体診察技術の恩師であり，病歴における初心をいつも思い出させてくださるニューヨークの Mark H. Swartz 先生．現時点での私の代表的な診断戦略理論の一つである Pivot and Cluster Strategy に大きな関心をお寄せくださり，論文のレビューもしてくださったカナダ・ダルハウジー大学救急医学講座教授の Patrick Croskerry 先生．

　前勤務地の練馬光が丘病院総合内科で私の展開する診断・診察技術の訓練を後期研修医と共有することに大きな関心をお寄せくださり，また応援くださった同病院院長・自治医科大学名誉教授の川上正舒先生，管理者の藤来靖士先生，副院長の黒木昌寿先生，そしてスタッフの先生方や関連施設の先生方．初期研修時代に医師としての心を徹底して教えてくださった東京・江東病院の海老原功院長，島田憲明先生（現立花クリニック院長），田宮栄治副院長，河西利昭内科部長はじめ指導医の先生方．後期研修でお世話になった市立柳病院の金万和志院長をはじめ，忘れられない指導医の先生方．医学生時代からお世話になっている，私の医学教育への思いと活動を応援してくださる母校の愛媛大学医学部の懐かしい先生方．エモリー大学留学時代から一貫して，研究者としての姿勢と執筆の重要性を日々ご指導くださっている米ベイラー医科大学・エモリー大学医学部教授の山口正義先生．臨床と研究をバランスよく取り入れ，診断の効率性について大きな示唆を与えてくださった良き友人，ミシガン大学内科教授の Sanjay Saint 先生．研修初期の基本的思考訓練の繰り返しの重要性を教えてくださったフロリダの Gerald H. Stein 先生．ベッドサイド回診を通し，いつも医学教育を志した原点を思い起こさせてくれる大切な英国の友人，Joel Branch 先生．海外で戦う日本人医師としての魂をご指導くださった Jinichi Tokeshi 先生．

　そして，エモリー大学の大先輩で，後輩医師に夢を与えてくださった日野原重明先生．医学生時代より絶え間なくご指導いただいている，医学教育における私の大切な恩師，東京女子医科大学名誉教授の神津忠彦先生．

　先生方に心から御礼申し上げます．

数々の同僚にもこの本の執筆は支えられました．十数年前からいつも教育者の側面からアドバイスを頂き，ともに世界最良の臨床医学教育について意見を交わせた先輩であり最大の戦友の一人である，国立病院機構大阪医療センターの松本謙太郎先生．日本最大規模に成長した若手医師のネットワークである関西若手医師フェデレーションの設立と初代代表時代をともに過ごし，現在も同じ志のもと戦っている盟友，感染症医の羽田野義郎先生．そして同フェデレーションのつながりから派生した多くの日本全国の仲間たち．臨床教育者集団 Team Galaxy，Team Andromeda の仲間たち，関西若手医師フェデレーション，東北若手医師ネットワーク，チーム関西，PLATINUM，Residents 13，Residents 14 の皆．現在のホームである Tokyo GIM カンファレンスの仲間たち．彼らとの交流も重要な発想の源泉となりました．

　そしてここには書ききれない指導医・先輩・同僚の先生方．さらに何より忘れてはならない，医師よりも患者に近い視点から前線でケアにあたるナースをはじめとする，私を育ててくださったすべての医療スタッフの皆様．

　私の人生の師．家族．そして大切な人．

　すべての方々に改めて，深く感謝申し上げます．

　最後に，本書の企画立案から出版に至るまで細やかで効果的なアドバイスを頂き，ともに最後まで情熱的に仕事を完遂して下さった医学書院の藤島英之様．何度となく往復したメール，都内でさまざまに場所を変え行った激論の会議が懐かしく良い思い出です．そして今回，新しい切り口で診断を論じる挑戦的な本を世に出すことを全面的に応援くださった医学書院様．心より感謝申し上げます．
　そして，装丁と原稿をスタイリッシュでエレガントな作品に仕上げてくださった山本誠デザイン室の山本誠様．その徹底したシンプルさの追求と妥協を許さないご姿勢は非常に勉強になりました．
　また，本稿を複眼的な視点でピアレビューくださった徳田安春先生，瑞々しい感性で本文の図を描いてくださった東北大学医学部の森野杏子さんに御礼申し上げます．

2014 年 3 月

志水太郎

索引

数字・欧文

4C，病歴を明らかにするための　90
analytical process　5
anchoring　20
availability bias　20
Bayes の定理　6, 34
BEO approach　116
clarify history　84
clear mind，病歴　93
closed question　85
cluster　43, 59
　──の作り方　65
cognitive forcing theory　21
compassion　96
confirmation　20
context　92
control，病歴　91
curiosity　97
debiasing　21
didactic lecture　124
disease map　61
Division of Diagnostic Medicine (DDM)　127
dual processes model　5
fast-forward　151
grand conference　128
Grand Mesh Layers Approach (Grand-MLA)　72
Hickham's dictum　147
Horizontal-Vertical Tracing (HVT)　66
initial diagnosis　19
intuitive process　5
key fact for diagnosis (KFD)　17, 179
Key Mesh　182
M & M カンファレンス　19

Mesh Layers Approach (MLA)　71
metacognition　21
Ockham's razor　147
open ended question　85, 102
Orphanet　166
OSCA frame　101
overconfidence　20
Pearl
　──の作り方　26
　──の分類　29
Pivot and Cluster Strategy (PCS)　58
premature closure　20
priming　21
reflection　21
representativeness　20
System 1　5
System 2　5
System 3　52
time frame　150

和文

あ

アブダクション　76
アルカロイド　29
アルゴリズム　6, 32, 247
アントワーヌ・アンリ・ジョミニ　15
イノベーション　74
医原性，病因　41
遺伝疾患　169
痛み
　──の種類　113
　──の度合い　115
　──の場所　114

栄養，病因　40
影響因子，病歴　112
炎症，病因　40
オーファネット　166
オッカムの剃刀　147
オッズ　34
横隔神経，関連痛　158

か

カール・フォン・クラウゼヴィッツ　15
カンファレンス　124
仮説診断　12, 19
階層型，フレームワーク　35
解剖学　157
解剖学的アプローチ　111, 156
外傷，病因　41
合併疾患　66
患者
　──の言葉　87
　──の文脈　45, 92
患者背景　118
感度　34
関連痛　114, 158
観見二つの目付　17
期待効用理論　246
急性期　183
緊急度　164
クリニカルパール　8
グループ型，フレームワーク　37
系統的鑑別　38
経験　18
血管炎のcluster　42
決断力　25
検査　224
現病歴　101
コンテクスト　250
語呂合わせ　38
交絡因子　141
骨盤内臓神経，関連痛　160

さ

坐骨神経，関連痛　161
察知力　17
姿勢　18
時間推移，病歴　109
時系列型，フレームワーク　37
試練　25
腫瘍，病因　41
症候　191
症状の連続性　111
身体診察　120
神経疾患，病因　42
浸潤性疾患，病因　41
診断エラーノート　22
診断学教育　123
診断型 Pearl　28
診断クライテリア　33
診断思考のコモディティ化　178
診断戦略カンファレンス　77, 129
スコアリングシステム　33
ストレス　95
スナップショット診断　6
正中　174
精神疾患，病因　40
戦略眼　15
戦略論　15
選好関係　246
専門外の診断　176
早期閉鎖，バイアス　99
外から絞り込む　156, 173

た

第一診断　19
腸腰筋の神経支配，関連痛　160
直観的思考　6
　──の訓練　15
デバイアシング　21
電解質，病因　40

トーマス・エドワード・ロレンス　16
閉じた質問　85
遠山の目付　17
特異度　34
毒物，病因　40
突然発症，病歴　106
突発性，発症様式　153

な

内分泌・代謝，病因　40
流れの異常，病因　41
難症例　149
二重プロセスモデル　5, 249
尿素サイクル　168
認知エラー　10
認知強化理論　21
認知心理学　246
認知バイアス　20

は

バイアス　20, 47, 246
バイアス回避　22
バイタルサイン　187
曝露　118
発症，病歴　105
発症様式　153
麦角菌　28
反省思考　21
反復性，発症様式　154
ヒッカムの格言　147
ヒューリスティックス　6, 8, 247
ビリヤード・ドレーン理論　162
ピボット・クラスター戦略　58
皮膚生検　192
病因論による分類　38
病歴　84
開かれた質問　85, 102
頻度　164

フレームワーク　6, 35
フローチャート・ディシジョンツリー　32
ブイ疾患　143
プライミング効果　21
プレショック　183
プロスペクト理論　246
プロブレムリスト　132
分析的思考　8
────の訓練　31
ベッドサイドティーチング　257
並列型，フレームワーク　37
ポジティブ思考　18
補助的な Pearl　28

ま

マイケル・ポランニー　18
マジカルナンバー7　38
マトリクス型，フレームワーク　36
待つ戦術　150
稀な疾患(稀少疾患)　164
メタ認知　21, 24
網羅的な診断　6

や

薬物，病因　40
尤度比　34

ら

ラテラル・アプローチ　52, 104
ラテラル・シンキング　52
量質転化の法則　18
臨床情報の信憑性　142
ロジカル・シンキング　52
肋間神経，関連痛　160

症状・疾患名

欧文

ALP　233
ALT　232
AST　232
DCM　242
ESR　235
HBV　44
HCV　44
HIV　44
LDH　234
LFT　232
Lyme 病　29
OTC 欠損症　168
PEA　184
PT-INR 延長　236
red ear syndrome　172
RES　172
RS3PE 症候群　62
Todd's 麻痺　62
Whipple 病　134

和文

あ

アジア渡航者の発熱　193
アナフィラキシー　55
アルコール　145
アルコール性肝硬変　30
アルツハイマー病　29
亜急性甲状腺炎　235
悪性リンパ腫　44, 192
インスリン　145
意識障害　198, 238
意識変容　238
遺伝性周期性発熱症候群　195

うつ病　62
右室梗塞　185
右側憩室炎　62
運動麻痺　62
炎症性腸疾患　44, 62
横隔膜下病変　29
横隔膜上病変　29
横紋筋融解　244
嘔気　209
嘔吐　209

か

カルシウム代謝異常　40
下部消化管出血　210
過敏症症候群　44
拡張型心筋症　242
肝硬変　145
肝性昏睡　30
肝性脳症　62, 238
感染性心内膜炎　44, 191
感染性動脈瘤　44
感冒, 致命的な　237
関節リウマチ　44, 62
関連痛　62
気管支拡張症　239
飢餓　145
吸収不良　216
急性下痢　215, 216
急性骨髄性白血病　69
急性虫垂炎　62
急性左心不全　241
急性盲腸炎　62
嗅覚消失　29
巨細胞性動脈炎　30
虚血（心筋）　145
胸痛　113
　──, 致死的　205
緊急性気胸　185
菌血症　145, 191

筋力低下　30, 87
偶発性低体温症　190
痙攣　198
血圧上昇　94
血液腫瘍　192
血管炎　44, 220
血球貪食症候群　44
血小板減少　226
血栓性血小板減少性紫斑病　44
血糖異常　40
結核　44
コレステロール塞栓　44
甲状腺機能異常　40
甲状腺機能低下（症）　44, 62
抗リン脂質抗体症候群　44
高アンモニア血症　168
高カリウム血症　228
高血糖　144
高熱　189
骨髄増殖性腫瘍　172
骨粗鬆症　62
骨代謝異常　40
骨痛　222
骨転移　62

さ

サルコイドーシス　44
左房粘液腫　44, 184
鎖骨下動脈盗血症候群　99
三心房心　184
三尖弁逆流　185
シェーグレン症候群　29, 44
灼熱痛　114
収縮痛　114
重症喘息発作　185
ショック　145, 184
視力低下，一過性　203
自己炎症症候群　44
失神　98, 199

徐脈　187
徐脈性不整脈　184
消化性潰瘍　212
上部消化管出血　210
心筋炎　243
心タンポナーデ　185
心房細動　205
腎細胞癌　44
腎障害　40
腎性尿崩症　219
頭蓋内出血　62
膵炎　145
膵癌　29
脊椎関節炎　62
先天性代謝疾患　168
前頭葉腫瘍　62
旋毛虫症　44, 56
線維筋痛症　62
全身性ウイルス感染症　44
全身性エリテマトーデス　44
側胸痛　29
側腹痛　29

た

ダンピング症候群　145
多尿　218
多発性骨髄腫　62, 222
体重減少　196, 197
大血球症　224
大動脈解離　175, 206
代謝性アシドーシス　227
代謝性アルカローシス　229
脱力　87
虫垂炎　213
聴神経症状　202
腸腰筋膿瘍　191
椎体炎　62
てんかん発作　62
低カリウム血症　230

低血圧　190
低血糖　62, 145
低体温　189, 190
低ナトリウム　62
電解質異常　230
吐血　210
疼痛，癌患者の　223
動悸　204
特発性間質性肺炎　240

な

ニューモシスティス肺炎　68
乳酸アシドーシス　62
尿酸代謝異常　40
尿素サイクル異常　168
尿毒症　40
尿路結石　55, 214
熱中症　145
粘液水腫　44
脳血管障害　202
脳梗塞　62, 237
脳出血　62
脳病変　145
脳梁欠損症　190
濃縮性アルカローシス　229

は

バベシア　29
パーキンソン病　29
パルボ B19　44
肺炎　207
肺塞栓症　185, 206
敗血症　29, 145
梅毒　44
拍動痛　113
白血病　44
ビタミン B_{12}　225
非心原性急性肺水腫　241

脾腫　227
頻脈　188
頻脈性不整脈　184
フェリチン　234
ブルセラ症　44
プレショック　183
不明熱　191, 192, 194
浮腫　220
副腎不全　44, 62, 145
腹痛　211
閉塞型肥大型心筋症　184
片頭痛　62
弁膜症　184, 191
便秘　217
ホルモン関連の異常　40
傍腫瘍症候群　44

ま

末端紅痛症　171
慢性活動性 EB ウイルス感染　44
メッケル憩室炎　62
めまい　201
　──，中枢性　202
網膜中心動脈閉塞　203

や

薬剤性　145
薬剤熱　193
葉酸欠乏　225
溶質利尿　218
腰椎骨折　62

ら

リウマチ性多発筋痛症　30, 44, 62
リケッチア　44
両側性硬膜下血腫　196
冷汗　183